EL PÉNDULO UNIVERSAL

EL PÉNDULO UNIVERSAL

GUÍA PRÁCTICA DE USO Y APLICACIÓN

ELENA ANDREIÑUA DE SANTIAGO

Prólogo de MIKA WIDMANSKA

Nota a los lectores: Esta publicación contiene las opiniones e ideas de su autora. Su intención es ofrecer material útil e informativo sobre el tema tratado. La estrategias señaladas en este libro pueden no ser apropiadas para todos los individuos y no se garantiza que produzcan ningún resultado en particular. Este libro se vende bajo el supuesto de que ni el autor ni el editor, ni la imprenta se dedican a prestar asesorías o servicios profesionales legales, financieros, de contaduría, psicología u otros. El lector deberá consultar a un profesional capacitado antes de adoptar las sugerencias de este libro o sacar conclusiones de él. No se da ninguna garantía respecto a la precisión o integridad de la información o referencias incluidas aquí, y tanto el autor como el editor y la imprenta y todas las partes implicadas en el diseño de portada y distribución, niegan específicamente cualquier responsabilidad por obligaciones, pérdidas o riesgos, personales o de otro tipo, en que se incurra como consecuencia, directa o indirecta, del uso y aplicación de cualquier contenido del libro.

El Péndulo Universal

Edición: noviembre 2018

© Elena Andreiñua de Santiago 2018

Edición y Diseño: HakaBooks

Ilustración de portada: Elena Andreiñua de Santiago

Fotografías: Dani Audiovisuales

Ilustraciones: Javier Cámara

La publicación de esta obra puede estar sujeta a futuras correcciones y ampliaciones por parte del autor, así como son de su responsabilidad las opiniones que en ella se exponen. Quedan prohibidas, dentro de los límites establecidos por ley y bajo las prevenciones legalmente previstas, la reproducción total o parcial de esta obra por cualquier medio o procedimiento, ya sea electrónico o mecánico, el tratamiento informático, el alquiler o cualquier forma de cesión de la obra sin autorización escrita de los titulares del copyright.

*A mis padres,
gracias por regalarme la Vida y una preciosa familia.*

*A mi hermano Iñaki,
eternamente presente en mi corazón.*

ÍNDICE

Prólogo por Mika Widmanska   **11**
Agradecimientos   **13**

1. El Péndulo Universal en mi vida   **15**
2. ¿Qué es el Péndulo Universal?   **19**
   2.1.- Descripción física   23
3. Código de trabajo con el Péndulo   **33**
4. Cómo elegir desde qué punto del Péndulo Universal trabajar   **39**
   4.1 Puntos importantes para realizar un buen testaje   43
      Beber agua   43
      Presencia y respiración   43
      Honestidad   46
5. Los chacras, el espectro de colores y el PU   **47**
   5.1 Primer chacra   52
   5.2 Segundo chacra   53
   5.3 Tercer chacra   55
   5.4 Cuarto chacra   57
   5.5 Quinto chacra   59
   5.6 Sexto chacra   61
   5.7 Séptimo chacra   63
6. Distribución del campo energético del ser humano   **65**
   6.1 Primera capa: cuerpo etérico   67
   6.2 Segunda capa: cuerpo emocional   68
   6.3 Tercera capa: cuerpo mental   68
   6.4 Cuarta capa: cuerpo astral   68
   6.5 Quinta, sexta y septima capa: cuerpo espiritual   69
7. Cómo trabajar con el Péndulo Universal   **71**
   7.1 Intención   73

7.2 ¿Qué trabaja el péndulo universal?	77
7.3 Procedimiento estándar de trabajo	79
7.4 Tratamiento cuando tenemos diagnóstico:	82
7.4.1 Dolor físico	82
7.4.2 Dolor emocional	86
7.4.3 Dolor mental	89
7.5 Formas de diagnóstico	90
7.5.1 Diagnóstico emocional	91
7.5.2 Diagnóstico por chacras	93
7.5.3 Diagnóstico por órganos	95
7.5.4 Diagnóstico por campo energético	97
8. Interpretación de los meridianos, los nudos y los colores	**101**
8.1 ¿Qué nos indican los meridianos?	103
8.2 ¿Qué nos indican los nudos?	104
8.3 ¿Qué nos indican los colores?	105
9. Desarrollos completos de trabajo con el PU	**111**
9.1 Liberación de la energía ancestral	113
9.2 Liberación de información de vidas pasadas	116
10. Trabajos con animales, plantas, espacios y a distancia	**119**
10.1 Trabajo con animales	121
10.2 Trabajo con plantas	122
10.3 Trabajo en espacios	122
10.4 Trabajos a distancia	123
10.4.1 Trabajo a distancia con personas	125
10.4.2 Trabajo a distancia en espacios	126
11. Combinación del PU con otras herramientas energéticas	**129**
11.1 Algunos de mis péndulos favoritos	131
11.2 Geometría sagrada	133
11.3 El PU como complemento	137
Anexo I: Cómo descubrir tu propio código con el péndulo	139
Anexo II: Cómo realizar testajes sencillos	145
Preguntas frecuentes	153
Sobre la Autora	157
Bibliografía	159

La radiestesia es el maravilloso arte de sentir la energía, y la energía es todo lo creado con sus infinitas vibraciones, desde lo más sutil a lo más denso.

Para entrar en el mundo de radiestesia es importante descubrir la propia intuición, tener en cuenta la intención y conocer nuestro estado mental. Son los tres puntos que yo, a lo largo de muchos años de práctica de éste bello arte de sentir, considero que son los puntos básicos para lograr ser un excelente radiestesista.

La intuición, cuya palabra proviene del latín y significa "mirar hacia dentro", es la habilidad innata de recibir respuestas o información de manera inmediata, sin intervención de la razón. También se considera que es el lenguaje del alma, el sexto sentido, y nos llega de manera directa e inconsciente ya sea a través de una imagen instantánea, una voz interior, una sensación, etc., y se bloquea con la ignorancia o si se presta atención excesivamente a la lógica, sin dar lugar a la reflexión.

La intuición se puede desarrollar con observación, con silencio, con el uso del péndulo, con el cuerpo, con los colores, etc.

La intención es la fuerza más potente y creativa que mora en cada uno de nosotros. El ser humano es el creador de su vida y la energía sigue a la intención. En radiestesia es básico ser consciente de la intención, saber de antemano para qué y hacia dónde se dirigen las palabras que se pronuncian, las preguntas que se hacen y el mismo trabajo radiestésico, para obtener resultados correctos que aparecen a través de la intuición.

El estado mental es lo esencial de nuestra existencia. Éste estado es la presencia aquí y ahora con plena consciencia de la aceptación de lo que uno es en cada momento. Gracias a éste saber del momento presente podemos recuperar el equilibrio y la paz.

Otra cosa que hay que tener en cuenta es que según no definimos y nos etiquetamos se hacen realidad nuestras experiencias y nuestros actos.

Gracias, Elena, por plasmar de una manera fácil y amena el arte de sentir, usando la grandeza del Péndulo Universal. Vi en ti el alma de excelente radiestesista y lo estás mostrando en tus talleres y en éste libro. Siempre con amor.

Mika Widmanska

AGRADECIMIENTOS

Son muchos los retos y aprendizajes que he desarrollado a lo largo de estos años hasta convertirme en radiestesista y finalmente escribir éste libro. Así pues, son muchas las personas que merecen mi eterna gratitud.

Gracias a mi familia, a todos y cada uno. A los que siguen en éste plano físico y los que ya han partido. Especial gratitud a mi madre y mi hermana Begoña, siempre me acompañan y me apoyan independientemente de cuanto de grande sea el reto. Begoña y yo soñamos hace años dedicarnos al crecimiento y apoyo de otros, a día de hoy así lo hacemos en "Victoria Regia, Centro de Bienestar". Gracias Begoña por ser mi hermana, mi amiga y mi socia en esta aventura que es la Vida. ¡Chicas, sois las mejores!

Gracias a Iker, el amor de mi vida. Sus palabras amorosas, su delicado y firme apoyo me han llevado a que éste libro se escriba con facilidad y disfrute. Gracias por cada minuto que ha invertido conmigo en éste sueño que hoy está ya materializado en nuestras manos. ¡Nuestra primera creación juntos!

Gracias a todos y cada uno de mis alumnos y clientes. La confianza que ellos depositan en mi es la base del aprendizaje que hoy os puedo trasladar en estas páginas.

Gracias a todos mis profesores que amablemente comparten su conocimiento y sabiduría conmigo, en especial, aquellos que me acompañan en los últimos tiempos: Mika Widmanska, Dr. Santiago Rojas y Bob Mandel y también los que en los comienzos, pacientemente moldearon mi consciencia liberándolas de tantos miedos y temores: Charo Alemany, Vicente Domínguez y María Mercedes Monedero.

Gracias también a mis amigos y editores Miguel Ángel y Montse de Hakabooks. Son ya muchas las andanzas que tenemos juntos y confío en que la vida nos traiga muchas más. Me siento feliz de que seáis vosotros quienes ayudéis a que éste libro salga a la luz. La profesionalidad y la facilidad con la que lo hacéis es asombrosa. ¡Os amo!

Gracias a Javi García y a Virginia Ortega. ¡Gracias por creer en mí y acompañarme en la vida! A veces los amigos calan tan profundo en el corazón que se convierten en familia.

Gracias a Javier Cámara por su amistad y sus ilustraciones. Es todo un regalo para mí que un pintor de su renombre y altura haya accedido a poner su arte en éste libro. Puedes conocer su obra en www.javiercamaraart.com.

Gracias a Dani Audiovisuales por las fotografías y el cariño impreso en este libro.

Y por supuesto a ti, querido lector. Espero disfrutes de este libro tanto como yo lo he disfrutado escribiéndolo.

1

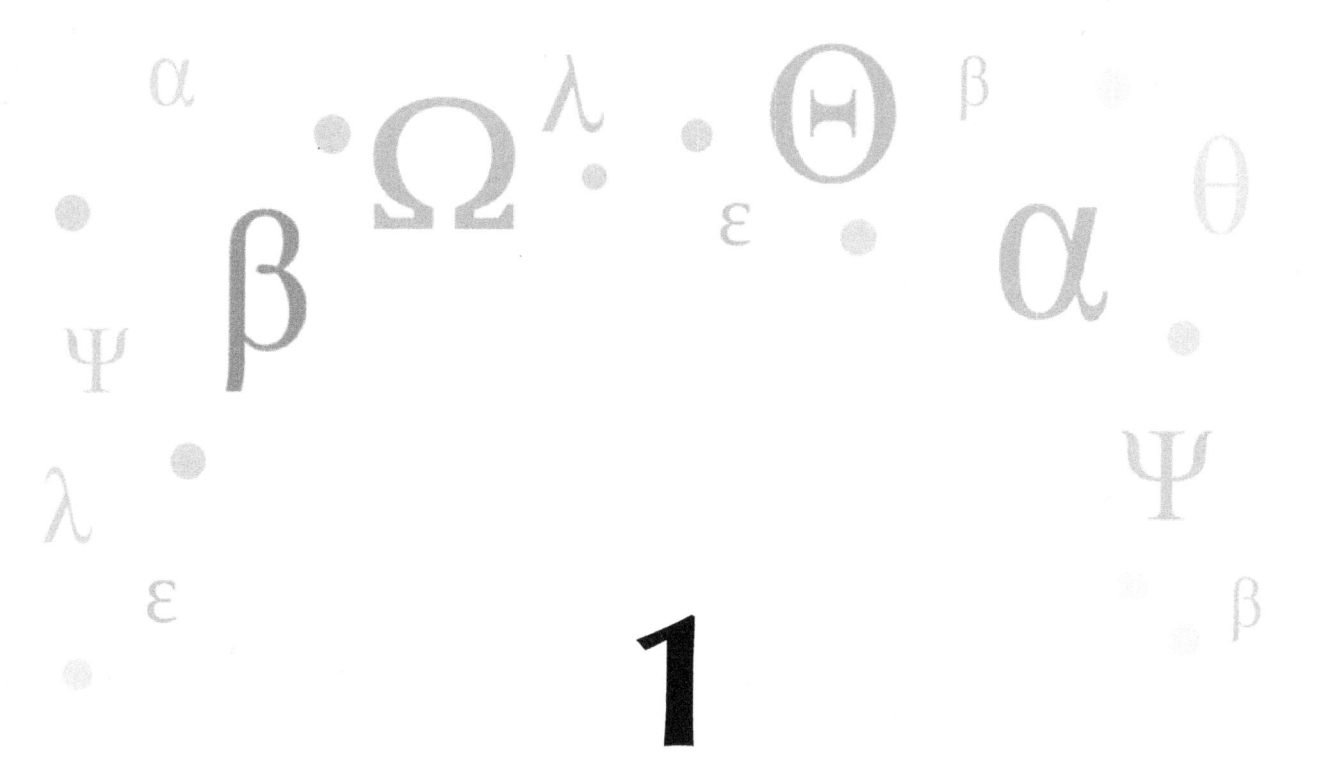

EL PÉNDULO UNIVERSAL EN MI VIDA

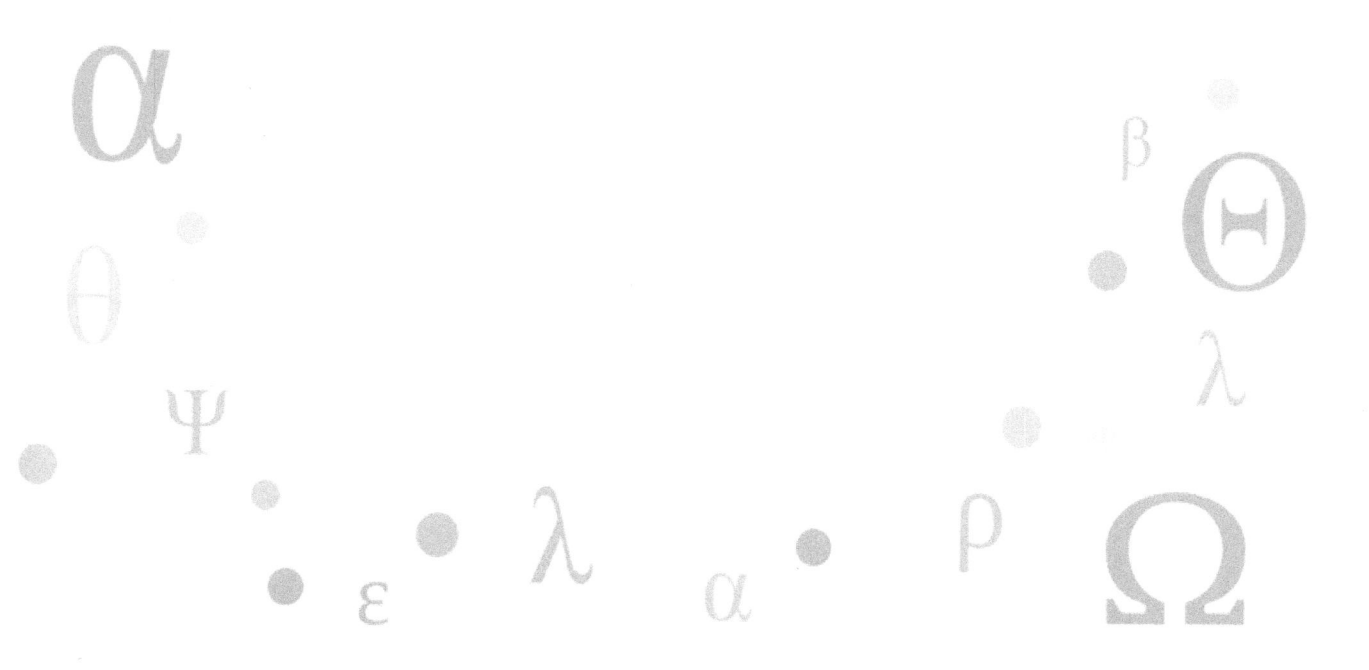

Hace unos años la vida me bendijo poniendo en mi camino a Mika Widmanska. Fue un encuentro de lo más fortuito. Por aquel entonces, yo estaba dando el salto de dejar atrás mi carrera como Ingeniera Técnica Industrial para adentrarme en una nueva vida dedicada al crecimiento personal, el autoconocimiento, la consciencia y al apoyo de otras personas de una manera humanista y holística, trabajando principalmente con una técnica de respiración conocida como Rebirthing (Respiración Consciente y Conectada).

Mi vida había pasado por muchos altibajos desde hacía años y eso me llevo a ir adentrándome en mí misma en busca de respuestas y soluciones para crear y comprender mi propia vida, de una manera más sencilla y feliz. Consecuencia de esa búsqueda y sobre todo, consecuencia de mis experiencias y conclusiones decidí dejar una vida profesional en la que no me sentía completamente satisfecha para emprender un camino de ayuda y servicio. Y fue en esos años, en los que estaba comenzando a gatear en mi nueva vida cuando conocí a Mika.

Fue ella quien me mostró por primera vez el Péndulo Universal (PU). Me pareció maravilloso. Mika ha dedicado más de cuarenta años al estudio y desarrollo del trabajo con Péndulo Universal. Ella ha sido la pionera en el trabajo con Radiestesia y Péndulo Universal. Sus constantes inquietudes y su enorme capacidad y sensibilidad la dotan de todos los elementos necesarios para ser una extraordinaria e incansable investigadora. Durante años, ella se ha dedicado a la docencia, nutriendo a miles de alumnos de varios países y ha escrito varios libros acerca de radiestesia y otros temas.

Algo que siempre agradeceré a Mika, es que ella supo quién era yo antes de darme cuenta yo misma. Vio a la radiestesista que hoy soy, cuando yo aún, no sabía ni lo que eso significaba.

Gracias Mika querida. Tu confianza y tu Amor han hecho posible que hoy vea la luz éste libro.

Conocer y practicar con Péndulo Universal (PU) me abrió los ojos a una nueva realidad que va más allá de lo visible. Mi mente científica necesitaba de la evidencia y la experiencia para poder comprender la presencia de energías sutiles, no visibles a mis ojos para validarlo y aceptarlo como real, más allá de lo que los estudios científicos demuestren o no todavía.

El PU me ofreció la certeza que necesitaba, ojalá a vosotros también os ayude a encontrar las respuestas y a abrir vuestros corazones.

2

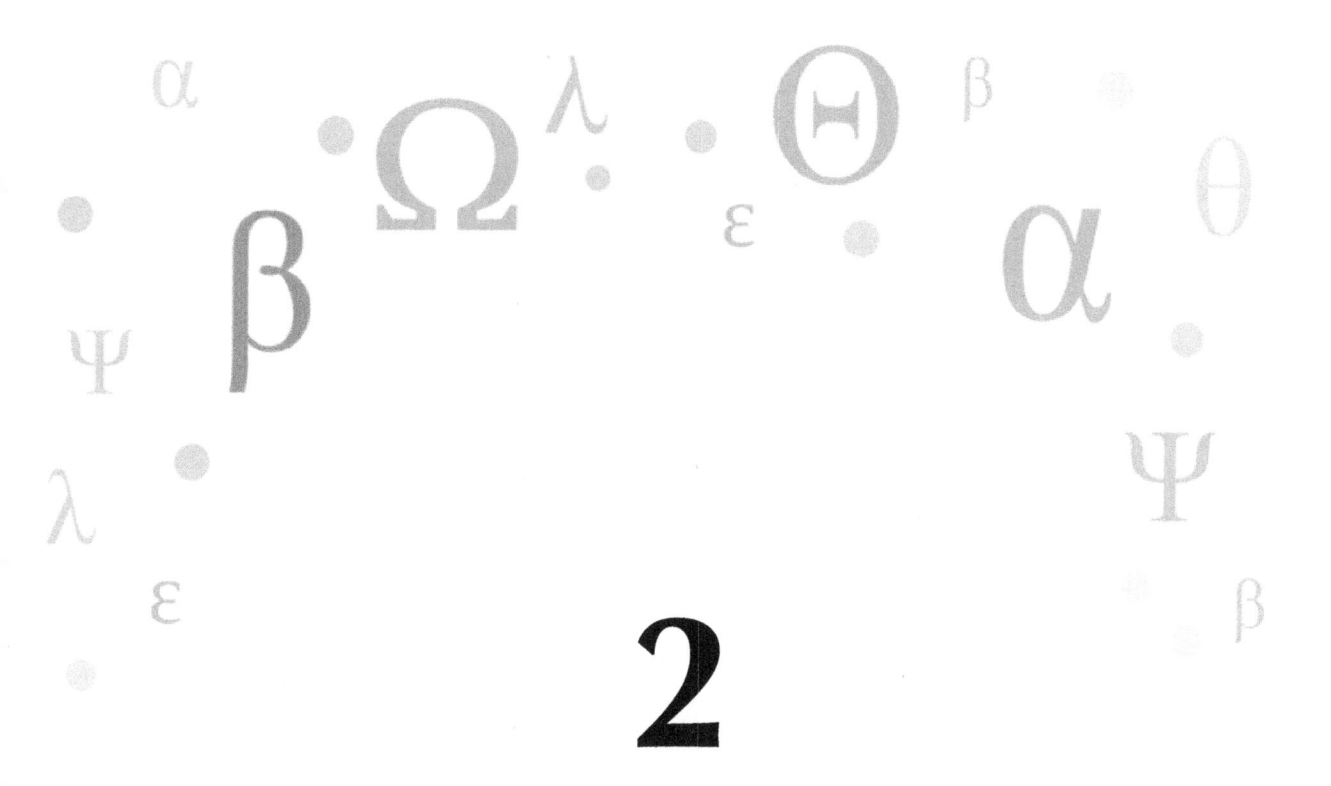

¿QUÉ ES EL PÉNDULO UNIVERSAL?

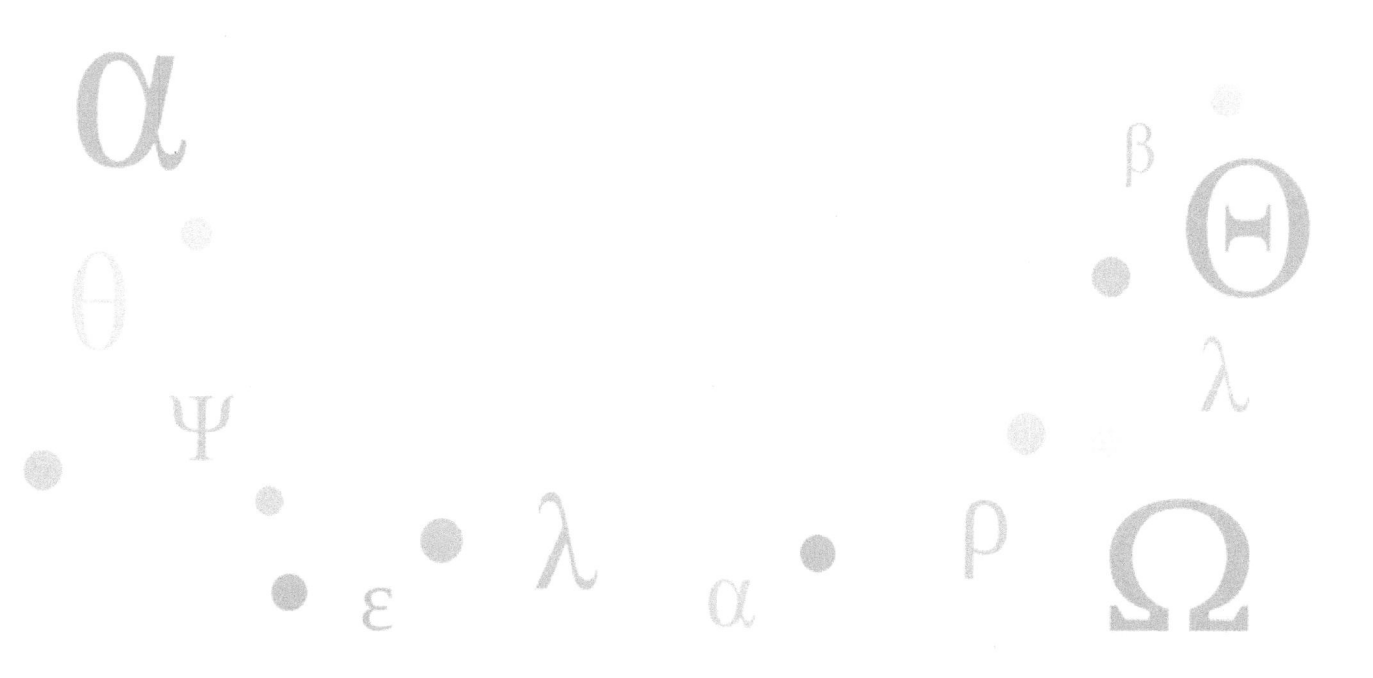

El Péndulo Universal (PU) es una herramienta diseñada por los ingenieros y radiestesistas Chaumery, Belizal y Morel. Crear este poderoso péndulo les llevo 20 años de dedicación, estudio e investigación. Inicialmente ellos lo diseñaron como herramienta para la medición de las energías más sutiles y posteriormente, se desarrolló el trabajo con él para equilibrar la energía en seres vivos y en espacios.

El PU es un elemento altamente sensible a las energías sutiles y cuando trabajamos con él, es extremadamente preciso y rápido en el proceso. Contiene una amplia gama de posibilidades, de ahí su nombre de Universal ya que contiene tanto los colores visibles como los invisibles del espectro solar. De esto hablaremos en profundidad más adelante. Con él podemos trabajar una amplia gama de energías y llegaremos donde otras herramientas no llegan.

Utilizando el PU podremos disminuir y disolver los bloqueos o desequilibrios físicos, emocionales y energéticos de todo tipo. Podemos trabajar espacios y realizar también trabajos a distancia. Nos permite también tratarnos a nosotros mismos. En todos los años que llevamos investigando y descubriendo, el PU aun no le he encontrado el límite. Si puedo imaginar hacer un trabajo con él… ¡podemos hacerlo!

Es importante comprender **la geometría de PU** para proceder a su manejo. En mis cursos me gusta siempre hacer la comparativa entre aprender a conducir un coche y aprender a manejar PU: Cuando empezamos a conducir, nos cuesta saber dónde está el freno, el embrague y el acelerador y tenemos que dedicar unos instantes a pensar que pedal tenemos que tocar para poder arrancar, cambiar de marcha o parar el vehículo. A medida que tomamos costumbre de conducir, vamos automatizando esos movimientos hasta que finalmente, los hacemos de manera natural e instintiva; con el PU, nos pasará igual. Al principio tenemos que dedicar unos instantes para saber desde que **color, meridiano y nudo** tenemos que trabajar. Con la práctica, este proceso para seleccionar la posición adecuada para realizar el trabajo, cada vez resultará más sencillo. A medida que nos familiaricemos con él, también se convertirá en fácil poder comprender para que se utilice cada color, meridiano y nudo. A primera vista parece una herramienta complicada, como nos pasaba al aprender a conducir y cuando vamos comprendiendo cada una de sus partes, se convierte en una herramienta sencilla y fácilmente manejable.

En cuanto al tamaño, podremos encontrar dos tamaños diferentes. El tamaño grande tiene un diámetro de 66 mm; el pequeño tiene un diámetro de 54 mm.

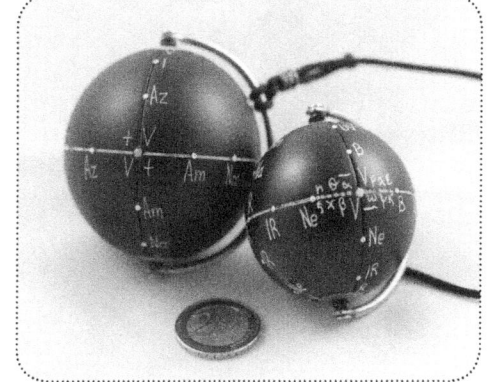

2.1. DESCRIPCIÓN FÍSICA

El PU es una esfera de madera o de aluminio que en su interior lleva 6 semiesferas metálicas. Exteriormente, el PU tiene una arandela que podremos deslizar alrededor del péndulo y que se encuentra atornillada a los dos extremos del mismo; sobre ella va sujeto un cordón con el que podemos manejar el péndulo. En YouTube podrás encontrar algunos vídeos de cómo es el interior del PU que te ayudarán a comprender mejor su constitución.

En su parte externa, al mirar la esfera, encontramos tres líneas pintadas y cada una de ellas divide al péndulo por la mitad. Cada línea tiene un color diferente y observamos que una de ellas es azul, otra roja y por último, una línea blanca. Estas líneas reciben el nombre de **meridianos**. Los tres meridianos son:

Línea azul: Meridiano magnético. Es la línea que, al cruzarse con la línea blanca, coincide tanto con Verde Positivo (V+) como con Verde Negativo (V-). En los dos puntos de cruce entre líneas podremos apreciar una marca de cobre.

En los polos del péndulo, donde se encuentran los tornillos, contiene los puntos Violeta (V) y Rojo (R).

Al trabajar con PU, todos los puntos contenidos en esta línea emitirán radiaciones de tipo magnético.

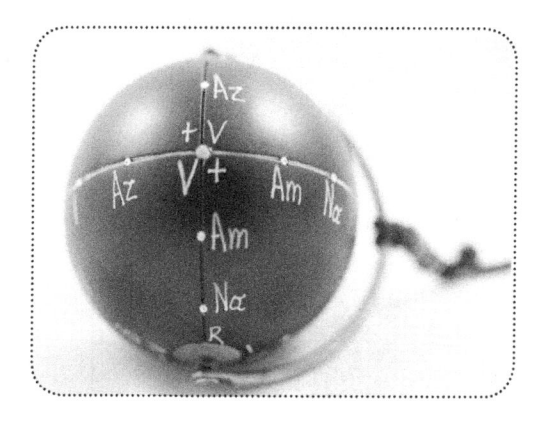

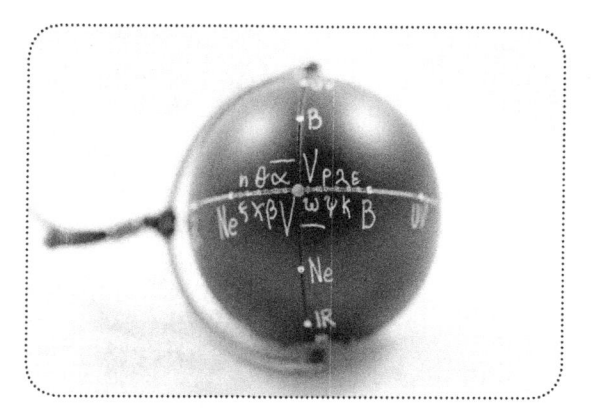

Línea roja: Meridiano eléctrico. Esta línea al cruzarse con la línea blanca lo hace en los puntos Violeta (V) y Rojo (R).

En los polos del péndulo encontramos los puntos Verde Positivo (V+) y Verde Negativo (V-). Al trabajar con PU, todos los puntos contenidos en esta línea emitirán radiaciones de tipo eléctrico.

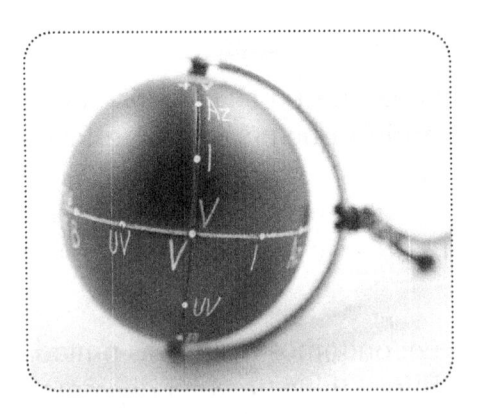

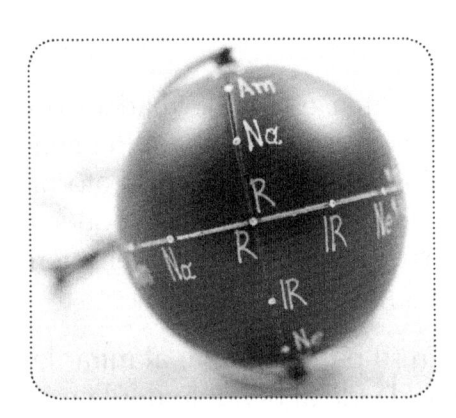

Línea Blanca: Ecuador o Meridiano Electromagnético. Ésta es la línea que parte al péndulo por la mitad y no contiene a ninguno de los tornillos.

Cuando trabajamos, todos los puntos de esta línea emiten radiación de tipo electromagnética, es decir, será una energía sutil compuesta por radiación magnética y radiación eléctrica. En otras palabras, el ecuador es la suma del campo magnético y del campo eléctrico.

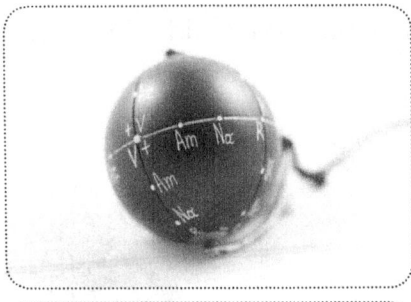

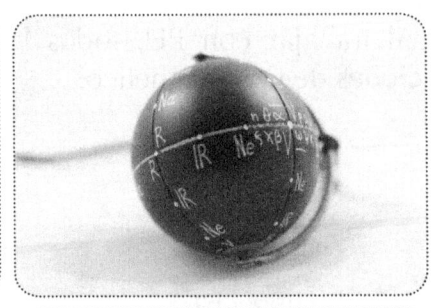

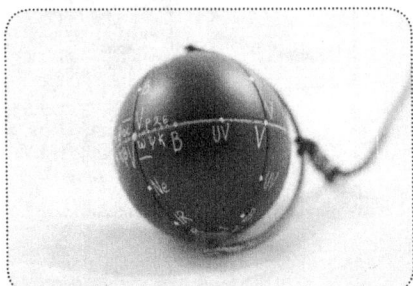

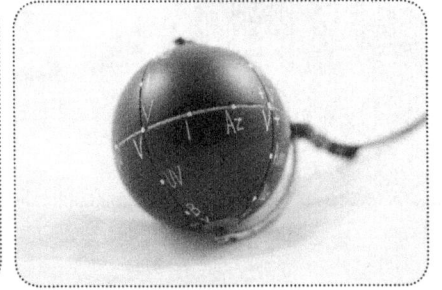

Llegado este momento, si tienes un PU a mano, **dedica unos minutos identificar cada una de las líneas y marcas que acabo de mencionar.** Esto te facilitará comprender el péndulo paso a paso.

Cada uno de los meridianos está marcado por doce puntos. Y cada uno de estos puntos representa las diferentes longitudes de onda (colores) que el PU puede irradiar. Estas longitudes de onda son las que constituyen el espectro de colores visibles e invisibles.

Las letras que encontramos en el PU son la abreviatura de los colores visibles e invisibles que constituyen el espectro solar. Estos colores son:

COLORES VISIBLES		COLORES INVISIBLES	
R	Rojo	R	Rojo
Na	Naranja	IR	Infrarrojo
Am	Amarillo	Ne	Negro
V+	Verde Positivo	V-	Verde Negativo
Az	Azul	B	Blanco
I	Índigo	UV	Ultravioleta
V	Violeta	V	Violeta

Conocidos ya los diferentes colores que contiene el péndulo, es importante observar que cada uno de los meridianos contiene en sí mismo, todo el espectro de colores tanto visibles como invisibles.

Si analizamos con detalle el meridiano electromagnético o línea ecuador, y ponemos nuestra atención en la pizquita de cobre marcada como verde positivo (V+), vemos cómo los colores posteriores a él que construyen la línea blanca son el amarillo (Am), el naranja (Na) y el rojo (R) y los tres anteriores a él son los colores violeta (V), índigo (I) y azul (Az). De esta manera, observamos como el espectro de colores visibles está contenido en el meridiano ecuador.

Si continuamos observando esta misma línea blanca, poniendo la atención en el color rojo (R) y continuando hacia la derecha, descubriremos todos los colores que constituyen el espectro de colores invisibles. Rojo (R), infrarrojo (IR), negro (Ne), verde negativo (V-), blanco (B), ultravioleta (UV) y finalmente violeta (V).

De igual manera, si recorremos el meridiano magnético y el meridiano eléctrico, vemos cómo cada uno de ellos contiene el espectro de colores visibles y el de invisibles.

Ahora que conocemos cada una de las inscripciones marcadas en el PU y viendo como estas se repiten en los tres meridianos, ¿a que ya no resulta tan complejo entender los puntos del PU?

Por último, en cuanto a la construcción física del PU se refiere, encontraremos un **cordón** que está sujeto a la arandela móvil. Este cordón tiene tres marcas a las que denominaremos **Nudos.**

El **primer nudo** es el que se encuentra más cerca de la esfera. Este punto se corresponde al meridiano eléctrico.

El **segundo nudo** es el que se encuentra en medio de los otros dos y se corresponde con el meridiano magnético.

El **tercer nudo** es el que se encuentra más alejado de la esfera y se corresponde con el meridiano ecuador o electromagnético.

Antes de concluir con la descripción física del PU, falta mencionar las letras griegas que aparecen en la línea ecuador y están comprendidas entre el color blanco y negro. Las letras que encontramos de izquierda a derecha son las siguientes: *Zeta, Eta, Chi, Theta, Beta, Alfha, Omega, Rho, Psi, Lambda, Kappa, Épsilon.*

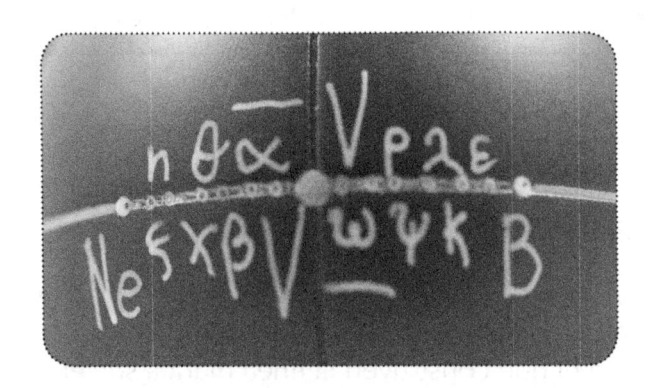

Estas radiaciones son muy poderosas. Principalmente se utilizan para saber si la persona está radiada con esas frecuencias y posteriormente poder limpiarlas. En ocasiones también se usan como medición de esas frecuencias en la madre tierra.

El Péndulo Universal

Teniendo en cuenta todo lo anterior, para poder tener una frecuencia vibratoria de trabajo con el PU será imprescindible conocer un color, un meridiano y un nudo. Vamos a poner unos ejemplos de algunas coordenadas de trabajo para que podamos integrar definitivamente la geometría del PU:

Color Naranja, Meridiano eléctrico, primer nudo:

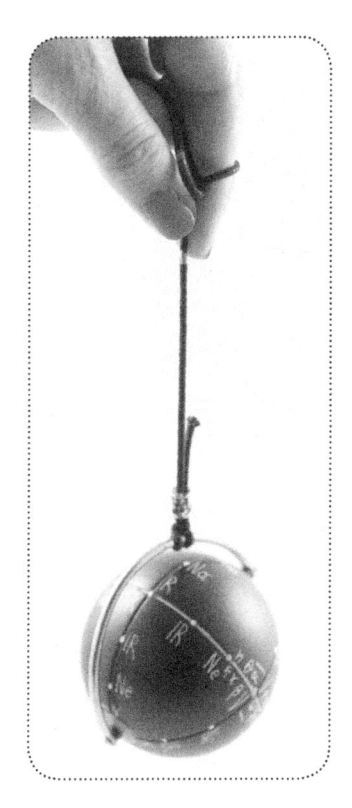

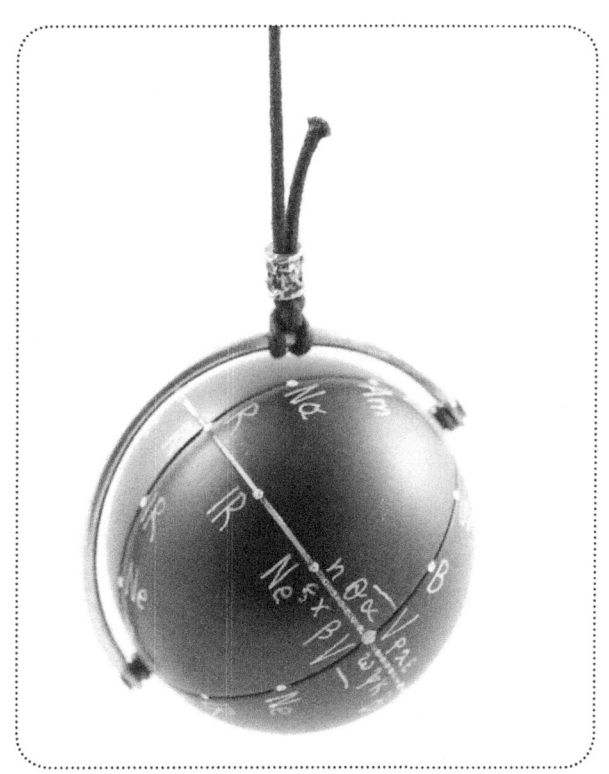

Color Infrarrojo, Meridiano magnético, segundo nudo:

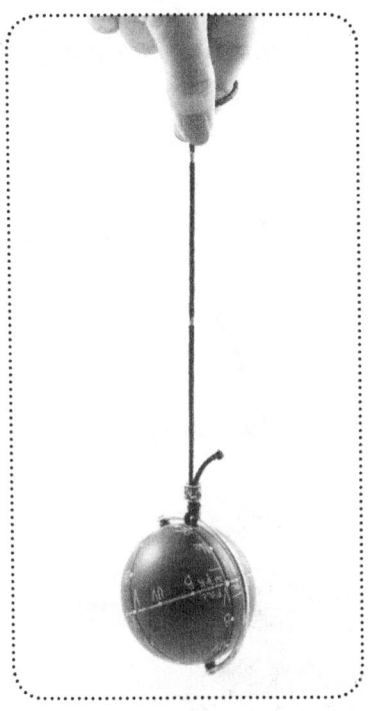

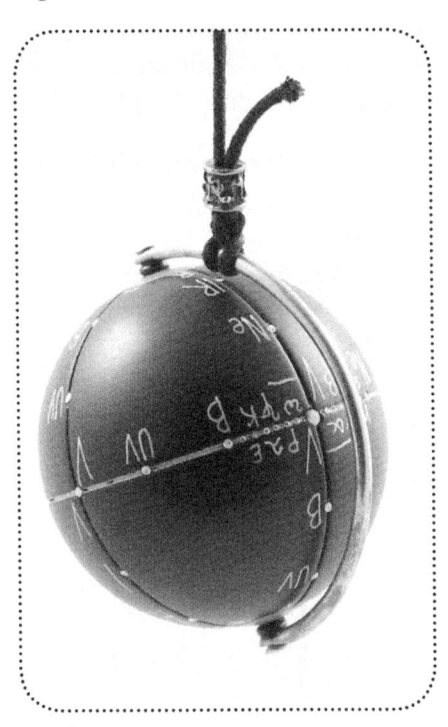

Color Negro, Meridiano ecuador, tercer nudo:

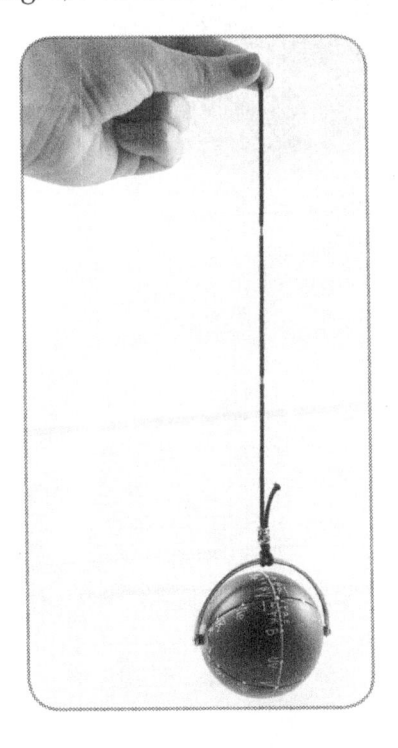

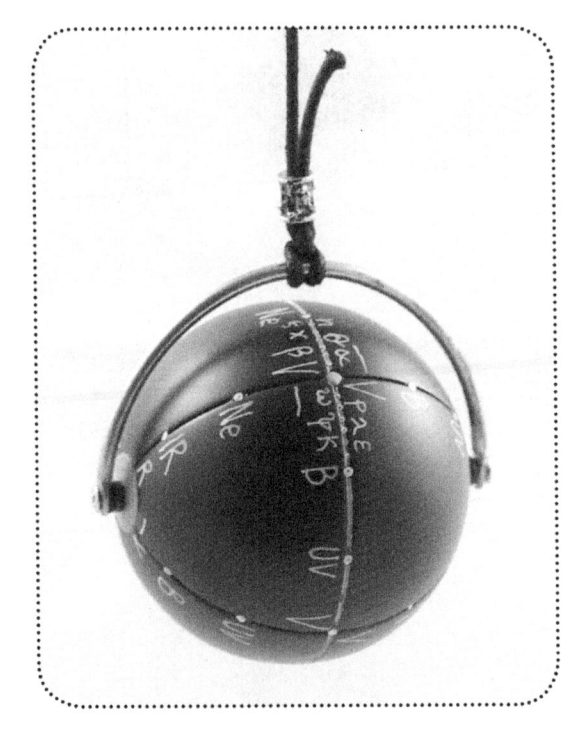

El Péndulo Universal

Color Azul, Meridano eléctrico, primer nudo:

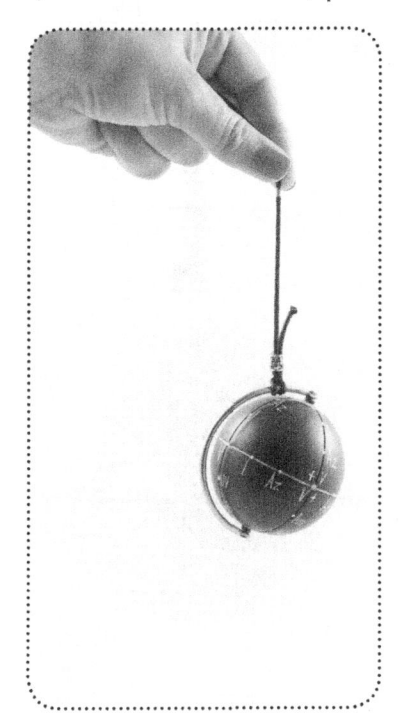

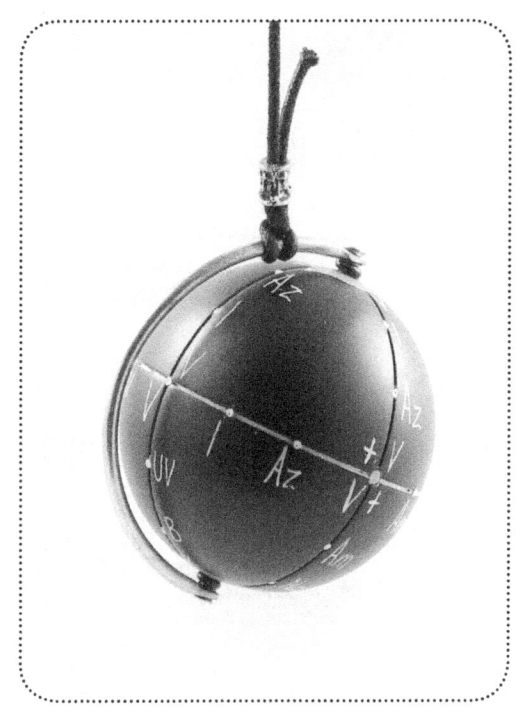

Color Rojo, Meridiano eléctrico, segundo nudo.

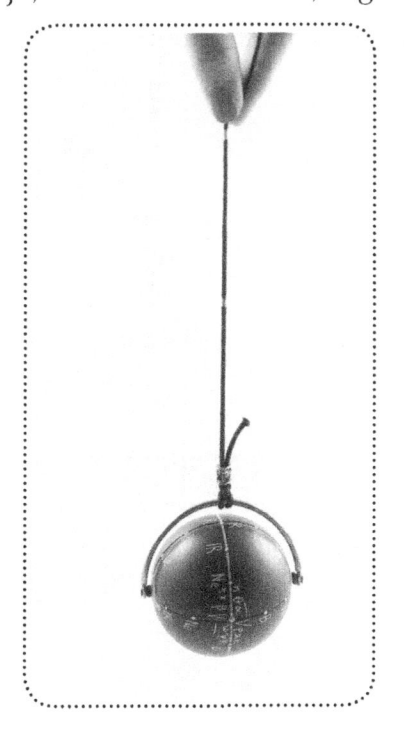

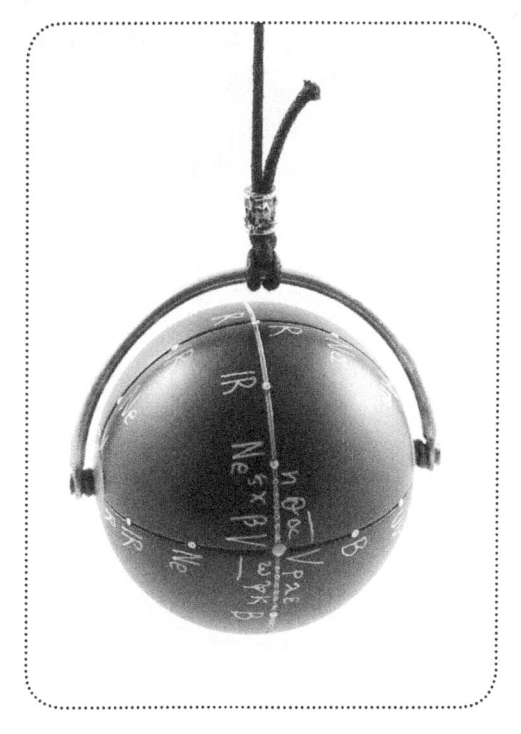

Observa que este punto coincide con el punto rojo ecuador y segundo nudo.

Elena Andreiñua de Santiago

Color Violeta, Meridiano eléctrico y primer nudo:

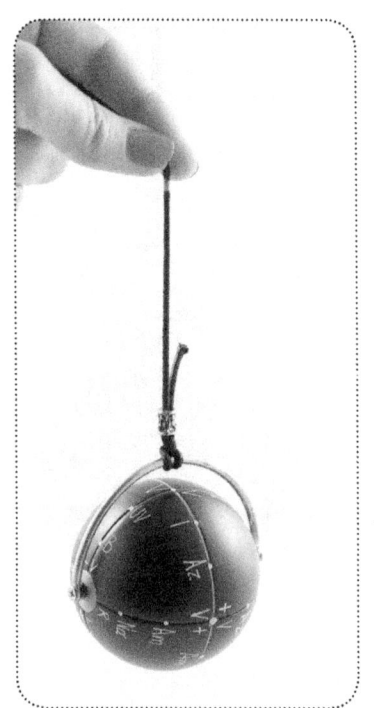

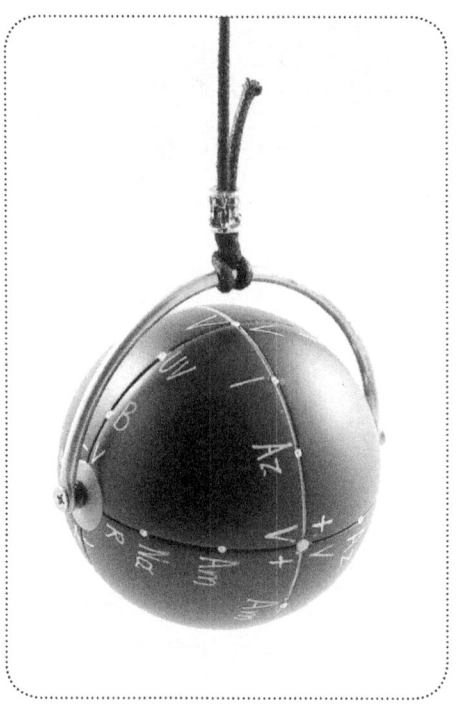

Observa que este punto coincide con el punto violeta ecuador y primer nudo.

Color Verde negativo, Meridiano eléctrico y primer nudo:

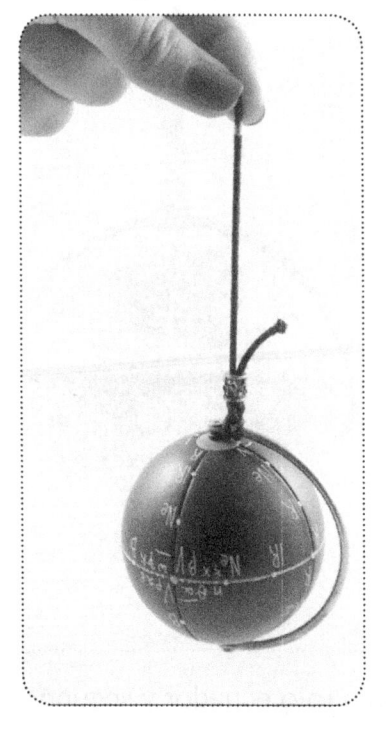

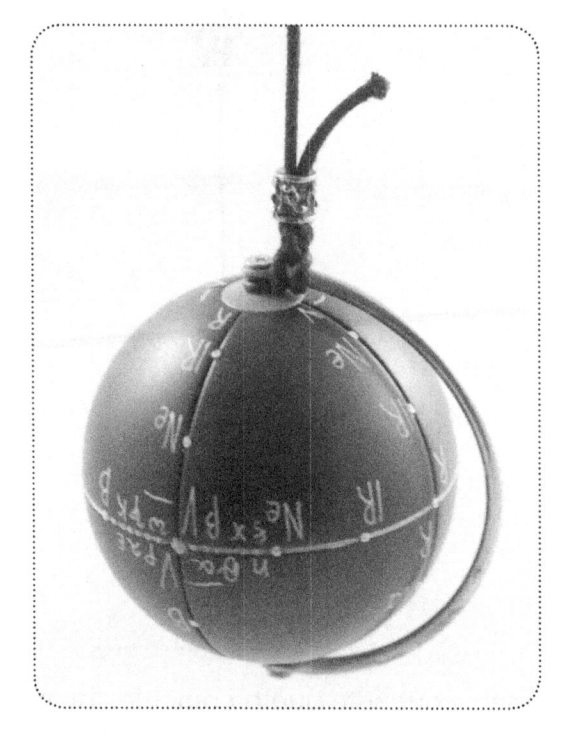

Observa que esse punto coincide con la coordenada Color Rojo, Meridiano magnético y primer nudo.

Ahora ya que conocemos con mayor detalle el PU, estoy segura que la siguiente pregunta que te estás planteando es cómo podemos saber en qué frecuencia debemos trabajar. Y sí, efectivamente es el siguiente paso. Antes de eso vamos a recordar algunas cosas acerca de la radiestesia y de cómo trabajar con ella.

3

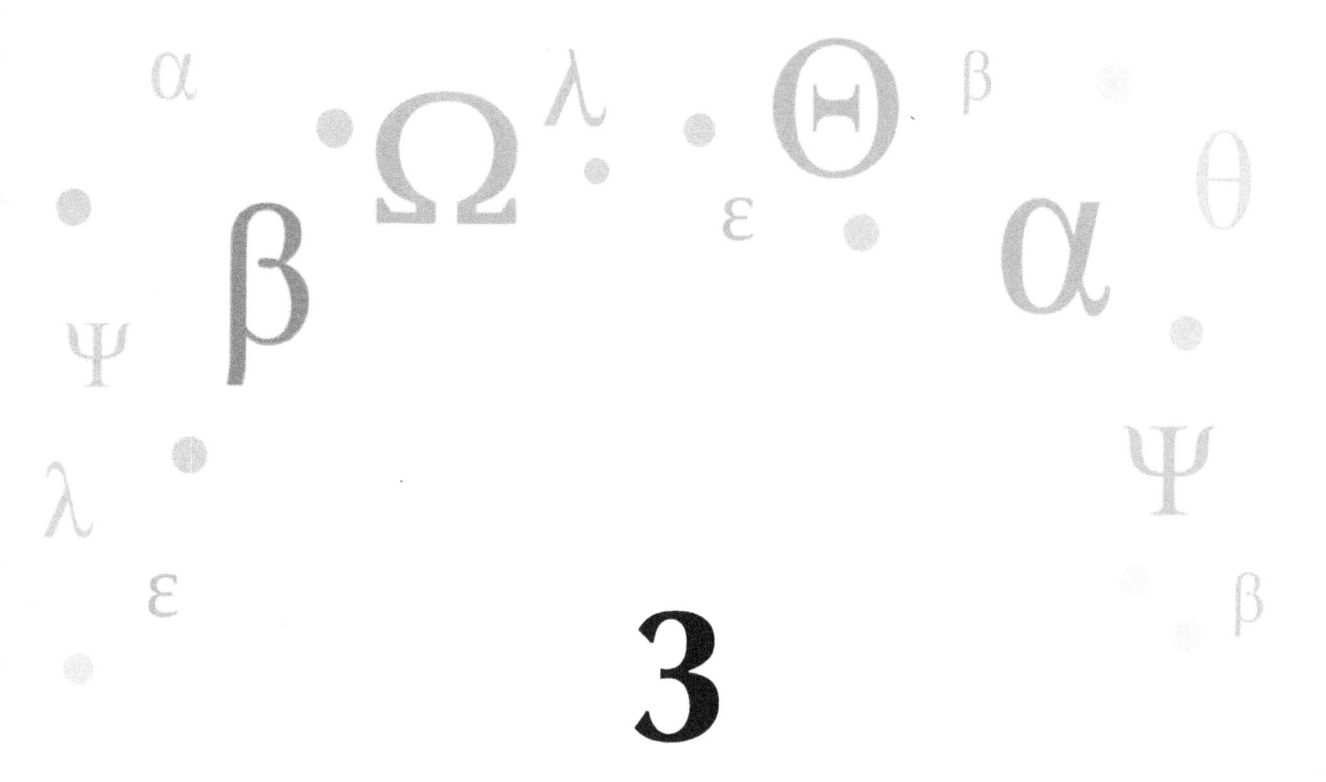

CÓDIGO DE TRABAJO CON EL PÉNDULO

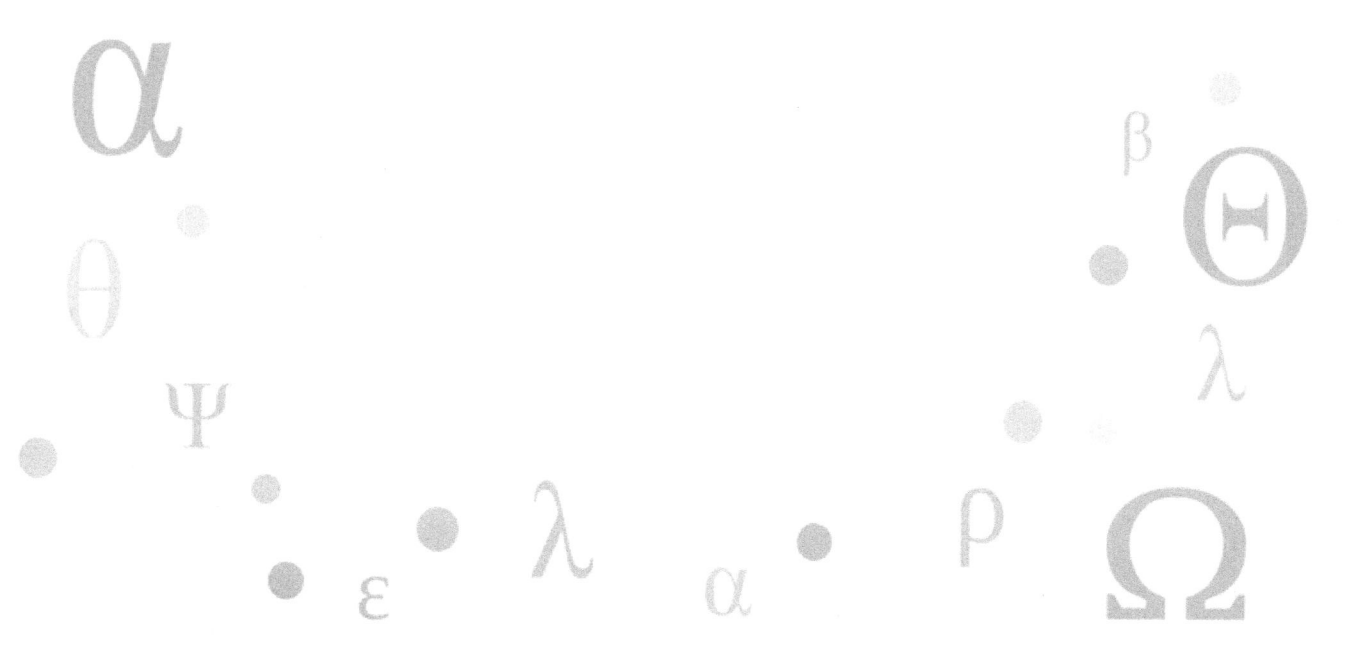

Si tienes costumbre de trabajar ya con otros péndulos, lo que voy a explicar a continuación te va a servir para refrescar la memoria. Si estas empezando con la radiestesia y tu primer péndulo es el PU, te recomiendo que busques más información acerca del tema que vamos a abordar ahora. Encontrarás algunos títulos al final de este libro y también puedes visualizar este video "Aprende a manejar el péndulo con Elena Andreiñua" en mi canal de YouTube. Este vídeo tiene dos partes, os dejo la primera:

Antes de aprender a manejar el PU, debes saber testar con cualquier péndulo. Es imprescindible que tengas un **código** que esté asociado a los movimientos que ofrece el péndulo al realizarle una pregunta. Con frecuencia imparto cursos donde aprendemos a manejar PU y en el comienzo del curso, siempre aprendemos a testar con péndulos sencillos para familiarizarnos con ello. **El primer paso es definir el código que nos permite entender las respuestas que el péndulo me da.**

Cuando hagamos testajes, el péndulo nos indicará "Sí" o "No" a través de cuatro movimientos: el péndulo puede hacer dos movimientos en forma circular y otros dos en forma lineal.

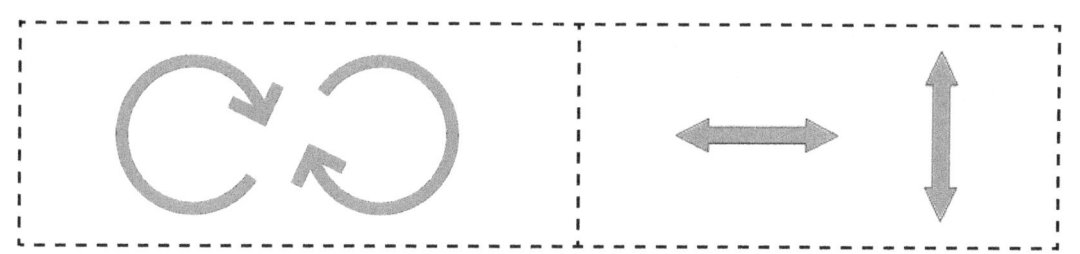

El resto de movimientos que el péndulo, si los ofrece, se van aprendiendo a interpretar a medida que se trabaja con él. En mi caso concreto solo acepto estos cuatro movimientos en mi código. No incluyo ningún movimiento diagonal ni de ningún otro tipo. Mi opinión es que la concreción facilita la comprensión.

El péndulo realiza estos movimientos como consecuencia de un pequeño impulso electromagnético que realiza nuestro cerebro y que se desplaza por nuestro cuerpo hasta llegar a nuestros dedos, manifestándose a través del péndulo mediante el movimiento.

Llamamos radiestesia mental a pedirle al péndulo que realice un determinado y concreto movimiento, es decir, nuestra mente consciente emite la orden de movimiento.

Cuando realizamos una pregunta y esperamos la respuesta del péndulo, es cuando entra en acción nuestra mente inconsciente. Ella recibe del exterior un diminuto impulso electromagnético que finalmente se manifiesta como movimiento. Nuestra mente inconsciente recibe la información de la Consciencia a la que todos estamos conectados.

Cada persona tiene que definir su propio código. **El código es personal**. Esto quiere decir que mi código y el tuyo no tienen por qué ser necesariamente el mismo. Además, el código no depende del péndulo que utilices. Siempre será el mismo para ti.

¿Te imaginas que locura sería para mi si cada vez que cambio de péndulo tengo que buscar un código con él? Yo manejo muchos péndulos a diario, no solo el PU. Utilizamos muchos y muy distintos tanto en los cursos como en las consultas. Si quieres ver algunos de ellos, puedes visitar el apartado de Radiestesia de nuestra web www.pendulosyesencias.com.

"El código no depende del péndulo que utilices.

El código siempre es el mismo para ti."

El código más habitual es el siguiente:

El péndulo nos indica SÍ cuando se mueve haciendo *círculos a la derecha* (en sentido de las agujas del reloj) y cuando se mueve haciendo un movimiento lineal *adelante y atrás*.

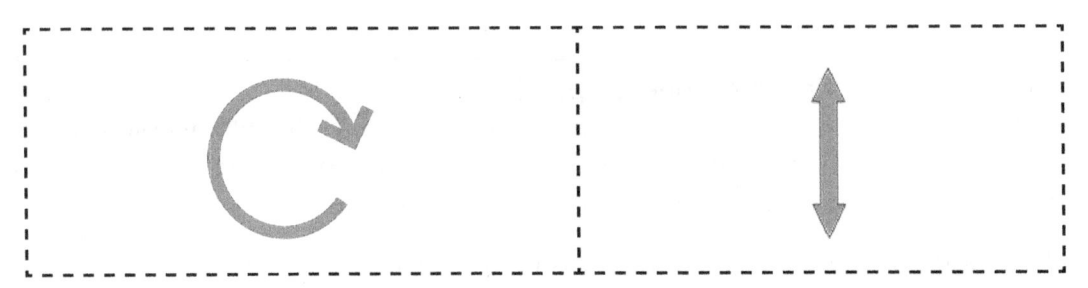

El péndulo nos indica NO cuando se mueve haciendo *círculos a la izquierda* (en movimiento antihorario) y cuando se mueve haciendo un movimiento lineal de *izquierda a derecha*.

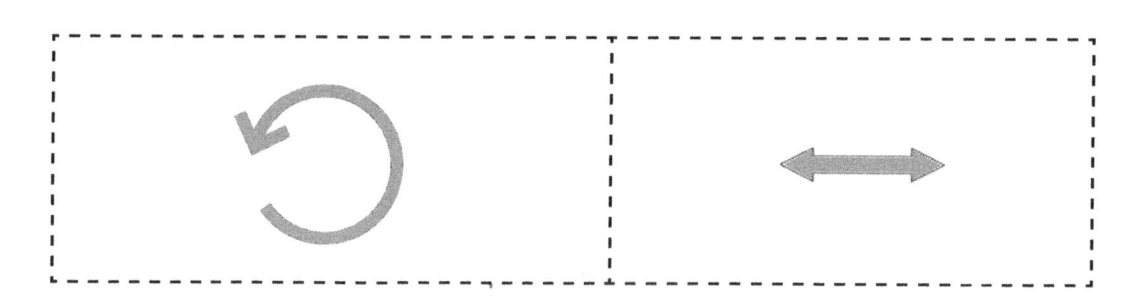

Si aún no tienes tu propio código, en el **ANEXO I,** te propongo ejercicios para identificarlo.

Antes de seguir adelante, elije tu código y práctica. Es importante tener claro cuáles son las respuestas que te ofrece el péndulo y que elijas un código con el que te sientas a gusto.

4

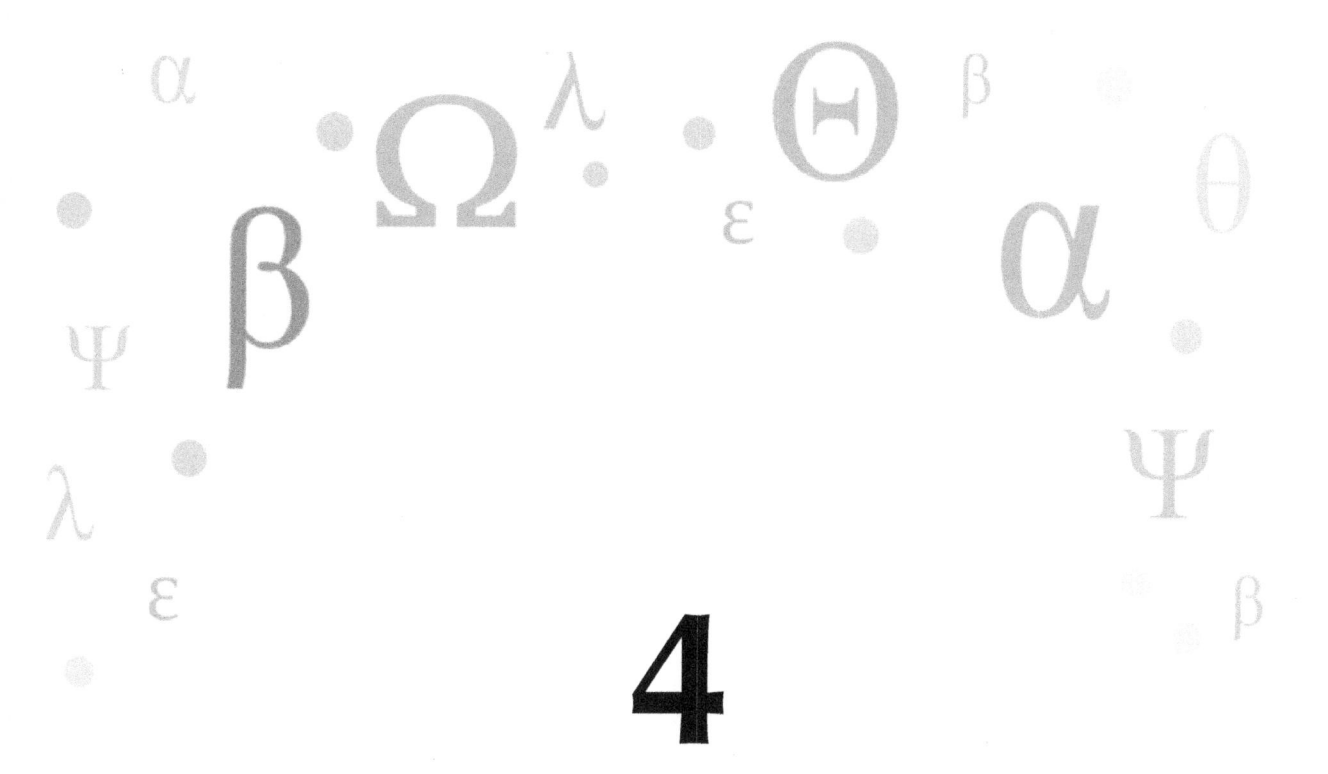

CÓMO ELEGIR DESDE QUÉ PUNTO DEL PÉNDULO UNIVERSAL TRABAJAR

Una vez que tenemos clara la geometría del péndulo y cuál es el código radiestésico que usamos cada uno, el siguiente paso es aprender a elegir qué frecuencia vibratoria, de todas las posibilidades que presenta el péndulo, es la que necesitamos para trabajar en cada caso. De momento, vamos a comprender como funciona el mecanismo del péndulo; en los capítulos posteriores, daremos interpretación del significado tiene cada meridiano, nudo y color y de cómo realizamos los trabajos con el PU.

Es importante aclarar que con el PU podemos testar como si testásemos con cualquier otro péndulo aunque es imprescindible tener claro que **no podemos testar desde cualquier frecuencia**, es decir, **no podemos testar desde cualquier posición del péndulo.** Si no tienes claro como se realiza un testaje, visita el **ANEXO II**, en el encontrarás algunas ideas sencillas de cómo hacerlo, incluso también de cómo hacerlo con PU.

El único punto del PU donde este se comporta como **NEUTRO** y permite realizar testajes es desde **V+, ecuador y tercer nudo**.

> **Péndulo NEUTRO = V+, ecuador, tercer nudo**

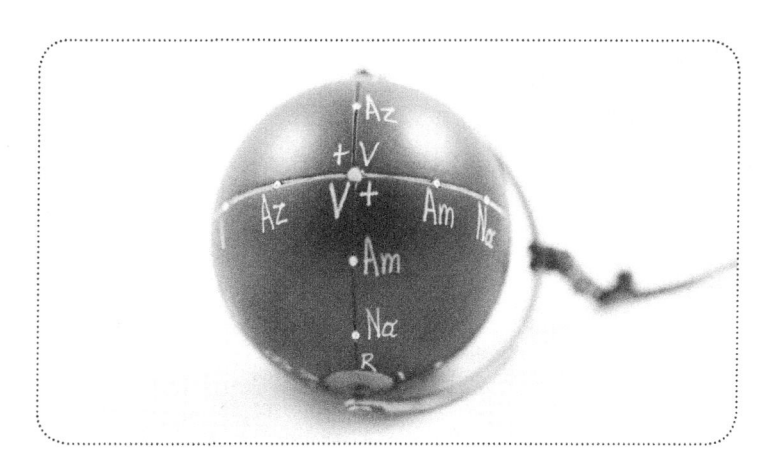

Si intentamos testar desde cualquier otro punto del péndulo es probable que los testajes que resulten sean incorrectos.

Desde el Punto Neutro (PN) testaremos el color, el meridiano y el nudo desde donde vamos a trabajar y así obtendremos la coordenada exacta desde donde es factible realizar el trabajo que deseamos realizar.

Existe una segunda forma de elegir la coordenada desde dónde realizar el trabajo con el PU. Para ello, usaremos el meridiano ecuador. Tomaremos el PU desde el tercer nudo e iremos girando el péndulo de manera que la arandela y la cuerda pasen por cada uno de los colores de la línea ecuador. En el color en el que el PU empiece a tomar movimiento, ese será el color desde el que tenemos que trabajar. Desde esa posición, en este caso no es necesario poner al péndulo en su posición neutra, testaremos a ver si trabajamos en ese meridiano, en el magnético o en el eléctrico. Una vez elegido el meridiano, tomaremos el péndulo desde el primer, el segundo y el tercer nudo sucesivamente y desde el nudo que el péndulo comience a balancearse, será el nudo desde el que trabajemos. Si el péndulo toma movimiento en dos nudos, por ejemplo en el primero y en el tercero, desarrollamos el trabajo desde el nudo que está más alejado del PU, en este ejemplo, desde el tercero. El nudo que está más alejado de la esfera es el nudo que comprende las frecuencias vibratorias del nudo o nudos que están por debajo de él. Así pues, si el PU toma movimiento en el segundo y en el primer nudo, trabajamos desde el segundo nudo; si toma movimiento en el tercero y en el segundo nudo, trabajamos desde el tercero.

Ambas opciones de trabajo mencionadas son igual de validas y efectivas. Personalmente me resulta más cómodo realizar el testaje desde el PN que hacerlo a través del meridiano ecuador, pero sin duda, lo mejor es que elijas la forma de trabajo con la que más cómodo te sientas.

4.1. PUNTOS IMPORTANTES PARA REALIZAR UN BUEN TESTAJE

Cada vez que hagamos un testaje, sea con el PU o sea con cualquier otro tipo de péndulo es importante cumplir una serie de requisitos para que el testaje sea lo más certero posible.

BEBER AGUA:

Es indispensable que cada vez que realicemos un testaje o trabajemos con energía, estemos bien hidratados. Sí, tener la boca seca nos puede llevar a obtener un punto de trabajo erróneo. **Cerciórate de beber agua**, ella es la mejor conductora de nuestro sistema eléctrico. Cuando trabajamos con el péndulo, entramos en contacto con diferentes frecuencias vibratorias y esto puede producir una leve deshidratación de nuestro cuerpo.

> *"Cerciórate de beber agua,
> ella es la mejor conductora de nuestro sistema eléctrico."*

PRESENCIA Y RESPIRACIÓN:

Otro de los puntos indispensables para mí, a la hora de realizar un testaje, es permanecer centrados y presentes. Y tú te estarás preguntando ahora mismo: ¿cómo lo hago? Bien, para mí el punto clave es la **respiración**. La respiración no solo es el primer alimento que necesita nuestro cuerpo. Podemos sobrevivir sin comer más de cuarenta días y sin ingerir líquido, podremos sobrevivir dos o tres días pero sin embargo, apenas podemos sobrevivir unos minutos sin respirar. Para nuestras células y para nuestros pulmones es un alimento esencial.

La respiración, si la realizamos de manera consciente, además de ser una de las herramientas más sanadoras que conozco, hace que nuestra mente vuelva inmediatamente al momento presente. Dicho en pocas palabras, una de las claves para realizar un buen testaje es respirar conscientemente consiguiendo así presencia. ¿Y cómo se respira conscientemente? Sencillo, pon atención a sentir como el aire entra en tus pulmones y sale. En este caso, consciente solo significa que pongamos atención a como se da el proceso respiratorio y a que no lo hagamos de manera automática.

"La respiración, si la realizamos de manera consciente hace que nuestra mente vuelva inmediatamente al momento presente."

Mientras más atención pongas a tu respiración de manera cotidiana, más vas a observar como esta varía en función del momento emocional en que te encuentres; tu respiración toma un ritmo y una profundidad concreto. Obsérvate. El radiestesista es alguien que siente y observa; empieza la observación por ti mismo. Es el perfecto entrenamiento para conocerte, aprender a observar e interpretar las respiraciones de otros.

Quiero proponer dos sencillos ejercicios que, sin duda, te ayudarán a familiarizarte con esta poderosa herramienta. La respiración nos permite, entre otras cosas, gestionar en el momento presente nuestras emociones y armonizarlas.

EJERCICIO 1: **RESPIRACIÓN NA OM**

Siéntate o túmbate en una postura cómoda y relajada. Respira por la nariz y llena tus pulmones. No hagas pausa entre la inspiración y la expiración, permite que la respiración sea continuada, es decir, que esté conectada la inspiración y la expiración. Ahora, una vez que ya tengas un ritmo constante, mentalmente repite **NA** con cada inspiración y **OM** con cada exhalación.

Al inhalar, alarga la vocal A tanto como dure la inspiración y al expirar, alarga la consonante M tanto como dure la exhalación. NAAAA OMMMM, NAAAA OMMMM, NAAAA OMMMM....

En pocos minutos tu nivel de concentración aumenta, tu cuerpo está más relajado a la vez que el nivel vital se incrementa. Si no tienes costumbre de aquietar tu mente o de meditar, las primeras veces que practiques este ejercicio puede ser que te cueste mantener la atención en las silabas NA OM; puede que surjan muchos pensamientos en tu cabeza, que sientas que hay ruido en ella. Simplemente, se paciente contigo mismo, date tiempo para entrenarte y coger práctica en este ejercicio. Cuando conectamos con la respiración de manera intima, nuestro corazón se abre y nos permite sentir experiencias y sutilezas que antes nos negábamos.

La práctica habitual de este simple ejercicio, te permite aumentar la consciencia de tus emociones y de tu cuerpo. Si practicas este ejercicio en un momento que te sientas agitado internamente, realiza las inspiraciones y las exhalaciones de manera muy lenta y muy pausada. Claro está que tu cuerpo va a querer ir más rápido; date la oportunidad de frenarlo usando esta forma de respiración.

EJERCICIO 2: **LAS 20 CONECTADAS.**

Este es un ejercicio muy característico del **Rebirthing**. El Rebirthing es una técnica de crecimiento personal que trabaja la liberación de memorias inconscientes a través de la **Respiración Consciente y Conectada**. Es una forma de trabajo muy poderosa y liberadora, además, es altamente transformadora. Una vez dejamos partir las creencias y emociones que nos limitan, inevitablemente nuestra forma de reaccionar ante los estímulos externos, cambia. Las sesiones de Rebirthing se toman en compañía de un profesional o en grupo. El proceso de respiración suele durar alrededor de 45 minutos. Durante este tiempo, la persona respira de manera Consciente y Conectada, llenando los pulmones y tomando y soltando el aire por la boca (a veces se usa la nariz). Este proceso de respiración mueve, desbloquea y armoniza el campo energético, renueva el oxigeno de las células y libera aquellas emociones y creencias que estén limitando algún área de nuestra vida. Aumenta el nivel de consciencia, lo que nos facilita, en los días siguientes a la sesión, tener más claridad de lo que ocurre en la vida y relaciones. Acompañando al proceso de respiración, el Rebirthing contempla la importancia del nacimiento y cómo este marca las relaciones interpersonales, así como la relación con el Amor y el Dinero. Desde estas premisas, establece las condiciones de las relaciones sanas y trabaja en profundidad el perdón, entre otras condiciones, como trampolín para conseguirlas. Llevo más de quince años en contacto con el Rebirthing y sin duda, es la base de mi trabajo hoy en día, no solo por la importancia de la respiración sino también por cómo establece las pautas de comportamiento para crear relaciones sanas y amorosas, así como vidas plenas, felices y satisfactorias.

"Las 20 conectadas" es un ejercicio sencillo que enseñamos a las personas que se acercan al Rebirthing. Es una forma sencilla que en ningún caso sustituye una sesión completa. Nos da la posibilidad de cambiar el estado de ánimo en solo 20 respiraciones.

Para realizarlo, respiramos de manera consciente (poniendo atención a cómo el aire entra y sale de nosotros) y conectada (sin dejar pausa entre la inspiración y la expiración). Inhalamos y exhalaremos por la boca, llevando el aire a los pulmones. Hacemos un total de 20 respiraciones. Estas 20 respiraciones las dividimos en 4 bloques de 5 respiraciones. En cada bloque, realizamos 4 respiraciones cortas y una quinta respiración, más larga. De manera que hacemos 4 respiraciones cortas, 1 larga; 4 respiraciones cortas, 1 larga; 4 respiraciones cortas, 1 larga y una última vez, 4 respiraciones cortas, 1 larga.

Dependiendo de con cuánta velocidad se hagan las respiraciones, se obtienen los resultados. Si las respiraciones se hacen cortas y rápidas, el resultado es que nos activamos y la energía vital aumenta. Esta velocidad puede ser muy útil cuando estamos realizando una actividad y nos sentimos densos o cansados. Este ritmo nos activa y nos permite refrescar la energía del cuerpo, sirviéndonos de nutriente para continuar con la actividad. En contra partida, si se realizan las 20 conectadas de manera lenta y pausada, se consigue relajación y bajar el nivel de estrés. Ésta última es una buena manera de conciliar el sueño y también de centrarnos antes de empezar a trabajar con el péndulo.

Durante el primer año de formación en Rebirthing, los profesores nos propusieron que durante un mes seguido, practicáramos cada hora, las 20 conectadas. Fue una experiencia magnifica. Tenía programada una alarma en el móvil que sonaba cada hora, exceptuando las horas de sueño. Me sirvió para tomar mucha consciencia sobre mi respiración y lo útil que resulta para cualquier circunstancia que ocurra. Mi mente estaba centrada y despejada, la concentración se daba de manera fácil y las emociones, templadas. Sin duda, os recomiendo que os familiaricéis con este ejercicio y posteriormente viváis esta experiencia.

HONESTIDAD:

Es esencial que seamos honestos con nosotros mismos al recibir la respuesta que el péndulo nos ofrece. Si nuestra voluntad es obtener una determinada respuesta con el péndulo, tenemos que estar atentos para identificar si el movimiento que ofrece el péndulo viene desde la imposición de nuestra voluntad o viene de la conexión de nuestra mente pequeña a la Mente Universal. Saber de dónde viene la respuesta es una experiencia que se va obteniendo con el día a día y el trabajo continuado.

Ser radiestesista es un entrenamiento, y al igual que otros entrenamientos, requiere de tiempo, dedicación y entusiasmo. Una de las tantas ventajas que ofrece PU es que si elegimos una coordenada errónea para realizar un trabajo concreto, el péndulo no entra en resonancia con la energía existente y en consecuencia no se mueve. Así pues, tenemos la seguridad cuando trabajamos de qué lo hacemos desde la coordenada adecuada. (Siempre y cuando no impulsemos nosotros mismos con nuestra fuerza al péndulo para que se dé el movimiento. En ese caso, estaríamos fallando al valor de la honestidad, que debe ser una cualidad intrínseca en cualquier buen radiestesista).

"Es esencial que seamos honestos con nosotros mismos al recibir la respuesta que el péndulo nos ofrece."

5

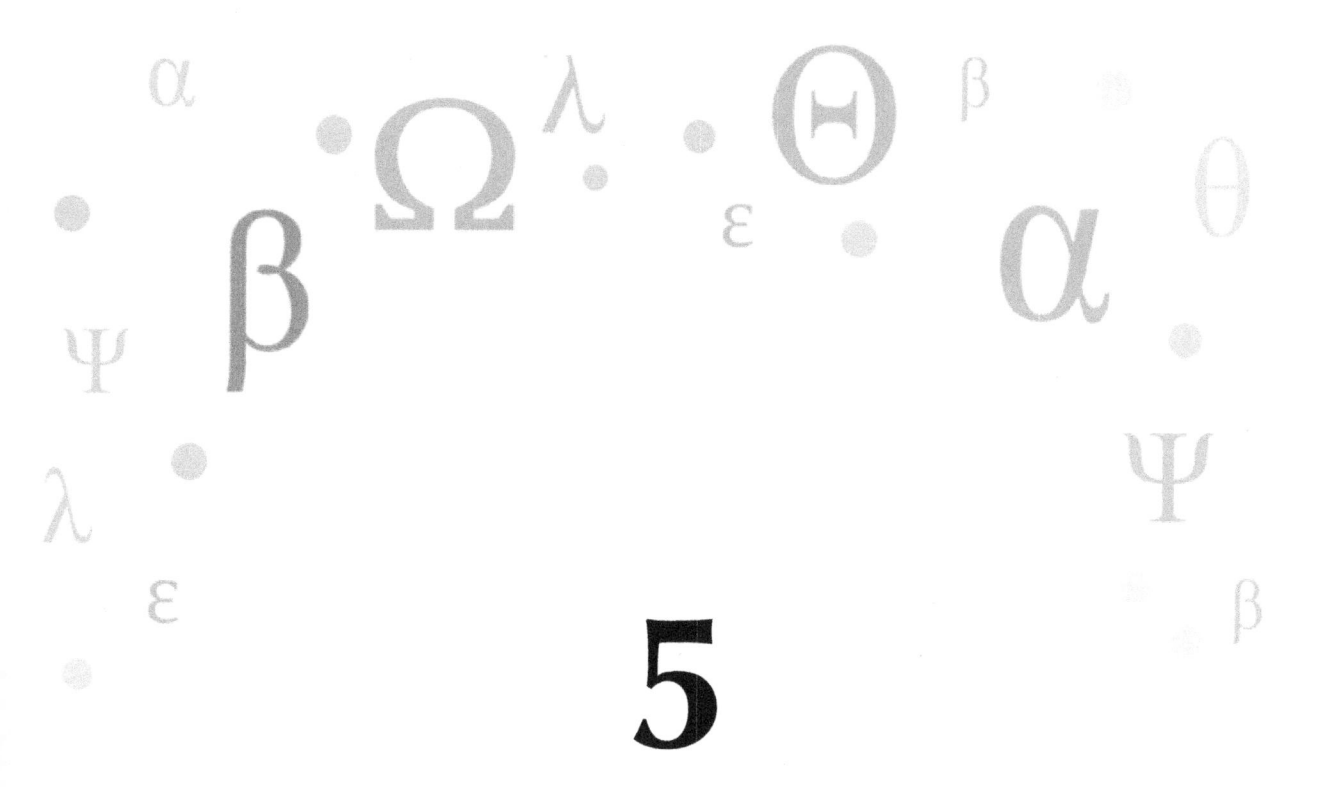

LOS CHACRAS, EL ESPECTRO DE COLORES Y EL PU

Para comprender un paso más allá el PU es necesario conocer antes los chacras energéticos del cuerpo y sus vibraciones.

La energía que constituye el cuerpo son ondas de frecuencias vibratorias que fluyen en todas las direcciones, o de una manera más gráfica, **la energía es un paquete de información que se desplaza en un tiempo y en un espacio**. Así pues, el ser humano está constituido por energía, información y conciencia. Cuando las ondas de frecuencias vibratorias se cruzan entre sí crean un punto que, al moverse, generan por su propia inercia un movimiento en espiral dando así lugar a vórtices de energía. A estos vórtices de energía los denominamos **CHACRAS**.

"La energía es un paquete de información que se desplaza en un tiempo y en un espacio."

El cuerpo humano está constituido por muchos vórtices de energía, de diferentes tamaños, situados en la totalidad del cuerpo. La Medicina China describe muy bien su ubicación y sus condiciones. En este libro vamos a conocer específicamente los siete chacras principales del cuerpo.

Los chacras generan a su alrededor un campo energético. En ese campo energético es donde trabajamos con el PU o con cualquier otro péndulo. De momento, nos vamos a limitar a entender qué son y qué cualidades tiene cada uno. A través de ellos, y de estos campos que generan, podemos entender la energía física, emocional, mental y espiritual del ser humano. Cada uno de los chacras tiene una de sus partes situada en la parte delantera del cuerpo y otra de sus partes, en la parte trasera. Ver siguiente figura:

Elena Andreiñua de Santiago

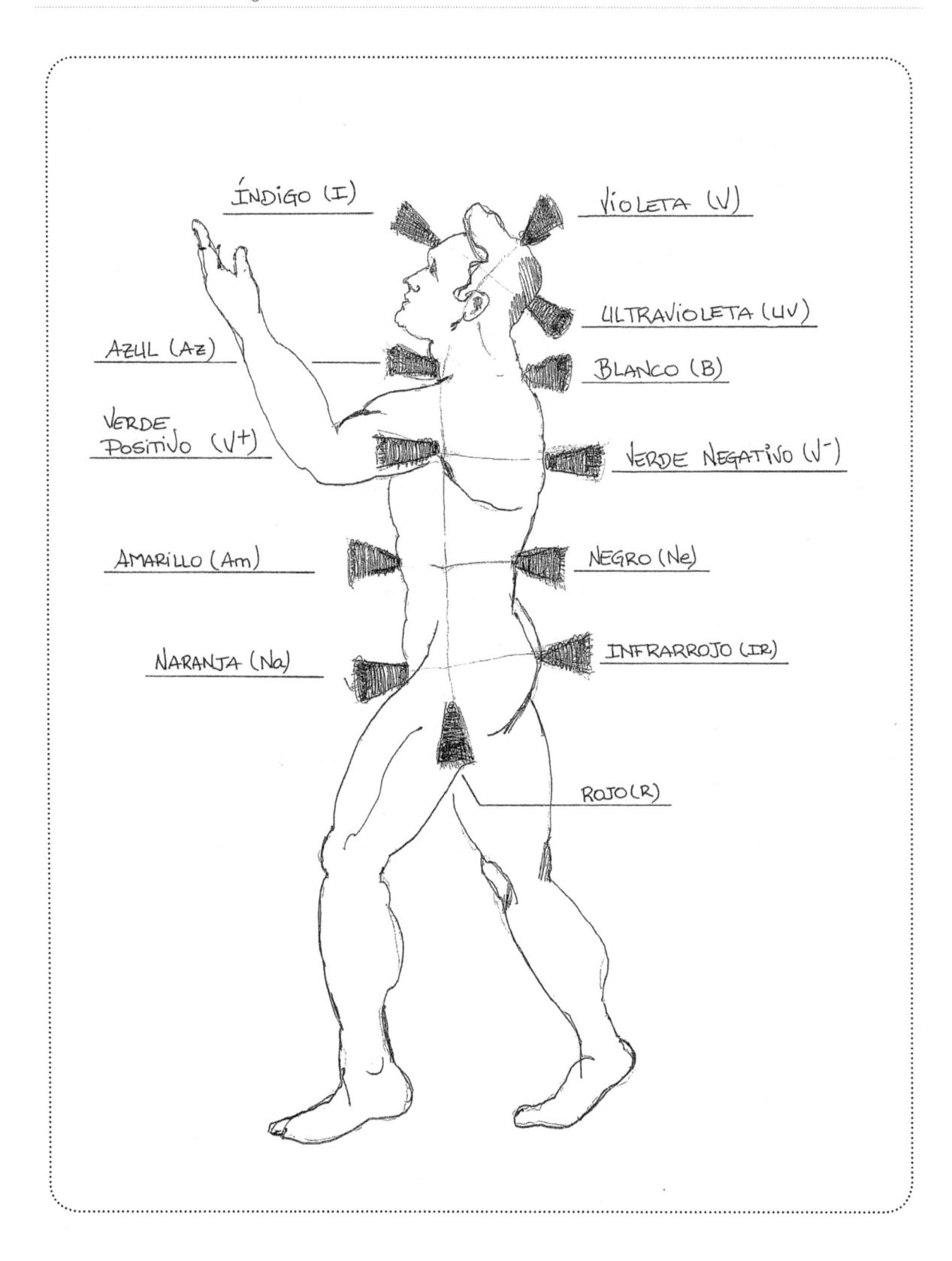

ÍNDIGO (I)

VIOLETA (V)

ULTRAVIOLETA (UV)

AZUL (Az)

BLANCO (B)

VERDE POSITIVO (V+)

VERDE NEGATIVO (V-)

AMARILLO (Am)

NEGRO (Ne)

NARANJA (Na)

INFRARROJO (IR)

ROJO (R)

A cada uno de los chacras se le asocia una frecuencia vibratoria concreta que está a su vez relacionada con el espectro de colores. Si observamos en el dibujo anterior, cada uno de los chacras tiene en su parte delantera, una frecuencia vibratoria relacionada con los colores visibles y en su parte trasera, una frecuencia vibratoria relacionada con los colores invisibles. ¿Empiezas a intuir la correlación con el PU? Lo vemos enseguida...

Cada chacra principal, además de una frecuencia vibratoria y color, lleva asociada una serie de cualidades, condiciones e información que debemos conocer. A rasgos generales, la parte delantera de los chacras está relacionada con los sentimientos de la persona y la parte trasera o dorsales, está asociada con la voluntad del individuo. Así, el chacra 2º está formado por su parte delantera y su parte trasera, 2A y 2B, el chacra 3º, de igual modo, está formado por el 3A y el 3B, etc....

Los chacras 1º y 7º, al estar en perpendicular al suelo, sus partes delanteras y traseras se solapan resultando así dos vórtices de energía que apuntan uno al suelo y el otro al cielo.

Vamos a conocer cada uno de los siete chacras principales del cuerpo con más detalle, ya que comprender esta información supone poder comprender más acerca del PU y del trabajo que se realiza con él.

5.1. PRIMER CHACRA

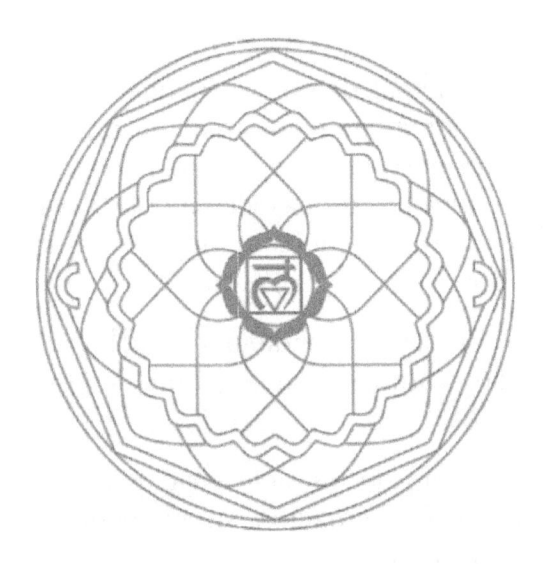

Mandala activador del primer chacra

El primer chacra guarda relación con los instintos más primarios del ser humano. Son las condiciones autómatas y automáticas del cuerpo, es decir, está relacionado con el funcionamiento del cuerpo y con la sensación física. A través de este chacra aprendemos a vivir en el plano físico. Aprendemos a andar, a correr, a comer, a nadar, etc. También está relacionado con la cantidad de fuerza vital de la persona y con el deseo de vivir. Así pues, está íntimamente ligado con el **instinto de supervivencia.**

En él guardamos también la información relacionada con la seguridad, el valor propio y cómo desarrollamos nuestro propio potencial, la confianza y el éxito en lo material. Desde este chacra, resolvemos las necesidades básicas que el ser humano tiene en el plano físico.

Está ubicado en la base de la columna vertebral, por ello, tanto la parte delantera como la trasera del vórtice de energía, apuntan hacia el suelo. Es la conexión a la tierra. El color que se le asocia es el **Rojo**. Las glándulas endocrinas que rigen son las suprarrenales. La zona física que abarca está compuesta por la base de la columna vertebral, la cadera, el sacro, piernas, rodillas, pies, riñones, órganos sexuales. En el mercado hay bibliografía donde asocian los órganos sexuales y riñones al segundo chacra, y en mi opinión ambas opciones son validas. El primer chacra rige el sistema autoinmune y el óseo.

5.2. SEGUNDO CHACRA

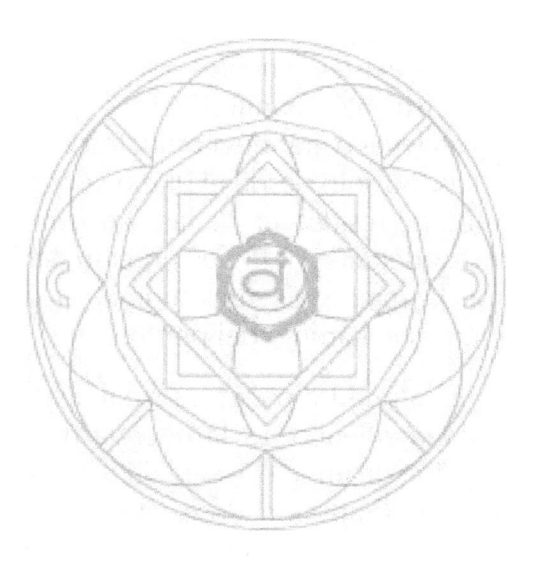

Mandala activador del segundo chacra

El segundo chacra se relaciona con los aspectos emotivos del ser humano: es el portador de la mayoría de nuestros sentimientos, emociones y el que rige la energía sexual del cuerpo.

Al ser quien sostiene las emociones, es el chacra que rige nuestras relaciones y la calidad de las mismas. Dependiendo del estado en que se encuentre este chacra, la persona podrá tener relaciones libres y desapegadas o en cambio, relaciones dependientes y tóxicas. Por supuesto, la calidad de este chacra depende siempre del sistema de creencias y de los aprendizajes que la persona tiene.

Este chacra expresa, en su versión más positiva, la capacidad de soltarse y confiar en la vida, la libertad de disfrutar sexualmente, de intercambiar sentimientos, de manifestar desapego, de poder elaborar el perdón, la calma, el equilibrio, la tolerancia y el servicio a los demás.

En su versión menos saludable, este chacra expresa las relaciones dependientes, tóxicas y/o con sometimiento. Caracteriza a personas con rigidez, amantes del control y vinculadas al miedo a la soledad y a ser abandonadas. También se expresa a través de él, el enfado, la rabia y la cólera así como la intolerancia y los celos.

En definitiva, este chacra expresa la calidad del amor que manifestamos al mundo.

Es también el chacra que más nos vincula a la madre, si lo pensamos, todos fuimos gestados en el segundo chacra de nuestras madres. La relación con ella, es sin duda, la relación más importante de nuestras vidas y es importante dedicarle un tiempo a revisarla y sanarla en los casos que sea necesario hacerlo. Cuando sanamos la relación con nuestra madre, sanamos nuestra vida y proyectamos una realidad de plenitud, prosperidad y abundancia. En cambio, mientras existen rencores o situaciones no perdonadas hacia ella, sean de tipo consciente o inconsciente, manifestaremos relaciones, con otras personas o con el dinero, en las que existan leves o grandes conflictos. Así que mi consejo es sin duda, armonizar la relación con ellas, no solo desde el plano consciente sino también desde el plano inconsciente. En este punto reside una de las claves más importantes para nuestra felicidad. Como veremos más adelante, el PU es un gran "chivato" de cuando tenemos que trabajar la relación con la madre. En mi opinión, el único camino de encontrar armonía en cualquier relación es el camino del perdón.

Además, este chacra regula nuestra energía sexual. Ésta es una de las energías más poderosas de nuestro sistema energético. Es la energía de procreación de nueva vida cuando se produce la concepción de un nuevo ser y la de creación de nuestra realidad en el plano físico. Por ello, cuanto más apasionados seamos en la vida, más facilidad vamos a mostrar para manifestar y/o atraer nuestras creencias en el plano físico.

El segundo chacra está ubicado entre el pubis y el ombligo, a la altura de la 4ª y 5ª vértebra lumbar. El color que se le asocia es el **naranja**. Las glándulas endocrinas que rige son las gónadas, los ovarios y los testículos. Así pues, los órganos que sostiene energéticamente son los órganos sexuales internos, útero, matriz, próstata y además intestino, vientre y vejiga. El segundo chacra rige el sistema de eliminación y el de procreación.

5.3. TERCER CHACRA

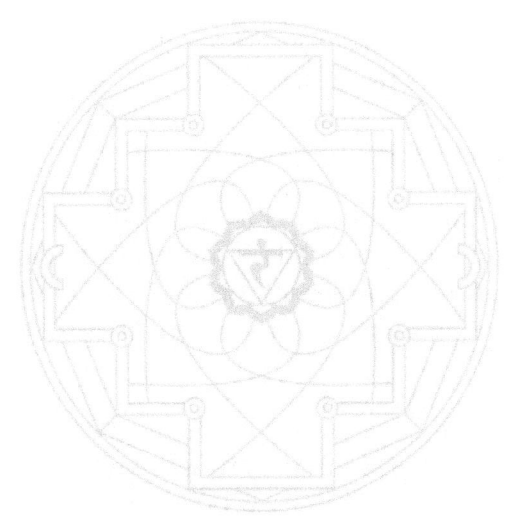

Mandala activador del tercer chacra

El tercer chacra va más allá del aspecto emocional y se relaciona con el aspecto mental, en concreto, con las creencias, los pensamientos y los procesos mentales en general.

Aunque es un chacra mental, solo funcionará adecuadamente cuando la persona cuente con una vida emocional saludable. Como comentábamos al hablar del segundo chacra, también el sano funcionamiento de éste depende del sistema de creencias del individuo. En definitiva, para que se de equilibrio y salud en la persona, ambos chacras tienen que tener equilibrio entre ellos. El motivo de que esta condición sea indispensable es que el sistema de creencias, consciente o inconsciente, rige el sistema emocional. En función de la creencia que tenga la persona, tendrá uno o varios pensamientos y éstos, estimularán la química de su cuerpo generando unas emociones determinadas. Estas emociones serán las que le hagan reaccionar al individuo de una manera u otra ante una situación.

Con un ejemplo lo vamos a entender enseguida: Imagina un grupo de cuatro amigas que habitualmente salen juntas a divertirse. Un buen día, dos de ellas deciden hacer un plan entre ellas sin contar con las otras dos, sin invitarlas. A la semana siguiente, vuelven a coincidir las cuatro y las dos amigas que no fueron invitadas al encuentro anterior, se enteran de que las otras dos se vieron y pasaron un buen rato juntas. Una de ellas reacciona de manera afable y les pregunta que tal pasaron la tarde y si se divirtieron. La otra amiga, en cambio, se pone echa una furia, se enfada muchísimo y les reprocha que no le avisaran a ella también.

Ante los mismos hechos, las reacciones de las dos chicas son absolutamente diferentes ¿verdad? Esto se debe a que el sistema de creencias inconsciente de cada una de las chicas es radicalmente opuesto y les ha llevado por caminos bien diferentes, teniendo cada una de ellas una reacción muy distinta.

La primera chica tiene una reacción propia de una mujer con buena autoestima y que manifiesta unas relaciones saludables y libres. La creencia que ella tiene es que el mundo le ama, como consecuencia tiene pensamientos armoniosos y de confianza y finalmente reacciona de manera afable.

La segunda chica, en cambio, de manera consciente o inconsciente, tiene la creencia de que no la quieren, de que no es amada. En consecuencia, sus pensamientos son de desconfianza hacia las amigas, de no ser importante para ellas y por tanto, las emociones que experimenta son el sentimiento de abandono, tristeza y la rabia provocando que reaccione desde el enfado.

Este es un ejemplo sencillo y estoy segura de que se nos pueden ocurrir muchísimos ejemplos similares. Todos los seres humanos funcionamos de esta manera. Por eso a mí me gusta observar mis propias reacciones y las de los demás. Entender que detrás de reacciones poco amorosas solo hay una vivencia y creencia que nos está limitando. Verlo de esta manera, nos vuelve más comprensivos con nosotros mismos y con los demás y como ya sabemos, la comprensión y la tolerancia son buenas amigas del amor propio y de la autoestima. Trabajar en nosotros mismos para alcanzar equilibrio entre el 2º y 3er chacra nos asegura establecer unas buenas bases de autoestima y manifestar relaciones sanas, de respeto y amorosas.

En su versión más positiva, este chacra nos habla de que la persona tiene una buena valoración de sí misma, buena autoestima y buen auto reconocimiento, estableciendo así relaciones saludables, mostrando confianza ante la vida y las experiencias que ésta aporta. Además tendrá capacidad de integrar lo vivido. Manifestará respeto hacia los demás, viviendo emociones como la alegría, la dulzura, la ternura y la tolerancia hacia ella misma y hacia otros.

Cuando este chacra se manifiesta en desequilibrio, en su versión más negativa, encontraremos personas amigas del juicio, de la crítica, de los celos, del odio, del enfado, de la ira, del miedo y de la falta de decisión. Se manifestarán relaciones en las que se producen abusos de poder, dependencias emocionales, victimismos, etc.

El tercer chacra está ubicado en el plexo solar, entre el ombligo y la boca del estómago. El color que se le asocia es el **amarillo**. La glándula que regula es el páncreas. Los órganos asociados son bazo-páncreas, hígado, vesícula biliar, estómago, músculos y diafragma. El tercer chacra rige los sistemas nervioso simpático, endocrino y digestivo.

5.4. CUARTO CHACRA

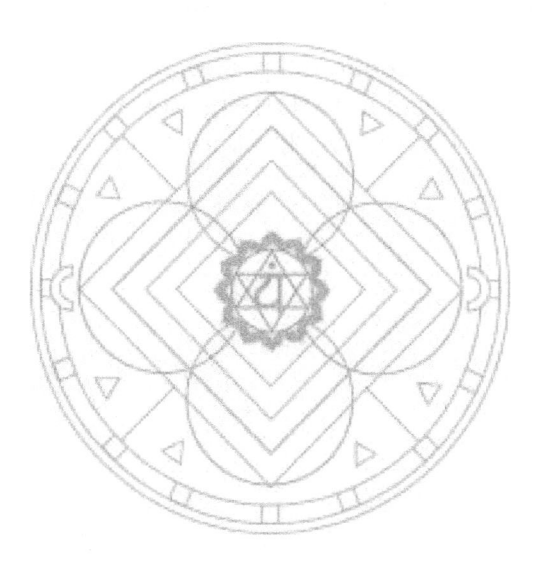

Mandala activador del cuarto chacra

El cuarto chacra, chacra corazón, es el que metaboliza la fuerza del amor. Es el centro a través del cual amamos, no sólo a la pareja, sino a la humanidad en general. Por él circula toda la fuerza de conexión con otros seres vivos de la naturaleza. Cuanto más se abre el corazón, mayor es nuestra capacidad de amar a un círculo de vida más amplio y por supuesto, más capacidad de amarnos a nosotros mismos. Está relacionado también con la voluntad que mostramos para hacer cosas en el plano físico y con la confianza que sentimos en nuestra vida.

El chacra corazón es el más importante de todos los que se emplean en el proceso de equilibrado de la energía de una persona. Es el chacra que sirve de puente entre los chacras físicos, 1º, 2º y 3º y los chacras espirituales 5º, 6º y 7º. En él, se transforma la energía que pasa de un plano a otro, es decir, la energía espiritual debe pasar por el fuego del corazón para transformarse en energías físicas y las energías físicas han de atravesar el fuego transformador del corazón para convertirse en energías espirituales que son más elevadas.

Este chacra expresa, en su versión más saludable, la capacidad de amar incondicionalmente sin crítica ni juicio, la capacidad de perdonar, la fuerza de la comprensión, de la compasión y de la generosidad. Este chacra nos conecta con la confianza, la alegría, la nobleza, la lealtad, la franqueza y el juego, con expresar nuestra verdad acerca de nuestros sentimientos y experiencias sintiéndonos inocentes de hacerlo y con vivir la vida con plenitud.

En su versión menos saludable, este chacra nos habla de la incapacidad o limitación para expresar sentimientos, dificultad con el dar y el recibir, resentimiento y dolor emocional en todas sus versiones. Las cualidades que puede expresar un individuo con este chacra bloqueado pueden ser también la tristeza, la desconfianza, el enfado, etc....

Se encuentra ubicado en el centro del pecho, sobre el corazón. Se le asocia el color **verde.** La glándula que regula es el timo. Los órganos asociados son corazón, pulmones, vías respiratorias altas, brazos y manos. El cuarto chacra rige el sistema circulatorio y respiratorio.

5.5. QUINTO CHACRA

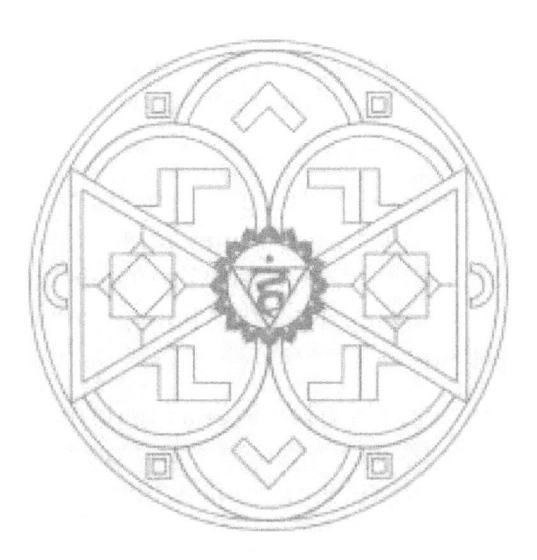

Mandala activador del quinto chacra

Al quinto chacra se le asocia con el poder de la palabra dado que a través de ella, aceptamos la responsabilidad de lo que escuchamos y de nuestras acciones. Está también relacionado con la voluntad más elevada que es la que tiene más conexión con la voluntad divina. Este quinto chacra es el primero de los tres chacras espirituales.

El correcto equilibrio de este chacra se da cuando al madurar, dejamos de hacer responsables de nuestra vida a los demás y dejamos de culparles por aquello que nos ocurre. Asumimos la responsabilidad de crear, en el plano físico, lo que deseemos y necesitemos en nuestra vida. Así pues, este centro energético está íntimamente relacionado con la forma de recibir que manifestamos. Este es un punto importante sobre el que siempre me gusta hacer reflexionar a mis clientes. Si la persona cree que el mundo y su entorno es negativo y hostil, será una persona altamente desconfiada cuando reciba algo y sentirá, en muchas ocasiones, la sensación de que está en deuda con aquel que le ha ofrecido o regalado algo. Bajo este sistema de creencias, la persona no sabrá recibir el amor que se le ofrezca. Además, si la expectativa que tiene acerca de los demás es que le van a humillar, a violentar o a hacer daño, su propio campo energético atraerá situaciones hacia ella que le hagan sentirse de esa manera, estará atrayendo hacia sí la energía que está en acorde con sus propias creencias.

En cambio, cuando este centro entra en equilibrio, no sólo la expresión está equilibrada, creando situaciones armoniosas alrededor, sino que la capacidad de recibir y de agradecer lo que recibe se manifiesta de manera consciente. Será una persona que siente confianza con su entorno y con el planeta puesto que confía en ella misma y sabe que puede cuidarse. De esta manera, puede recibir el amor de su entorno y en caso de recibir algún tipo de agresión, por sutil que sea, sabe marcar límites de manera pacífica y sosegada. Cuanto más se transforman las creencias de que el Universo es un lugar hostil, en creencias de que el Universo es un lugar benigno y digno de nuestra confianza absoluta, más equilibrio se da en este chacra y más prosperidad podemos manifestar en nuestro plano físico.

Por otro lado, la parte trasera de este quinto chacra se asocia a la información que tenemos con nuestro padre y con las relaciones profesionales. En otras palabras, este chacra guarda la información de como la persona se siente con respecto a la sociedad, a la autoridad, a su profesión y a sus iguales y este tipo de creencias son las que la persona ha aprendido del padre en sus años adolescentes.

Cuando el chacra está en equilibrio la persona puede mantener éxito en sus funciones laborales además de sentir que la vida le ofrece gratas posibilidades. En cambio, cuando existe desequilibrio, la persona puede tomar una actitud victimista quejándose de que la vida no le ofrece oportunidades para demostrar su gran talento, sentir miedo al fracaso y manifestarse de una manera arrogante y orgullosa para sobrecompensar que se siente menos que los demás.

En su expresión más favorable este quinto chacra se asocia con una sana comunicación, con la expresión de la sabiduría interna y poder contar a otros el camino recorrido para alcanzarla. Al darse claridad en la comunicación, aparecen cualidades en el individuo como son la gentileza, la lealtad, la sinceridad, la comunicación coherente entre sus pensamientos y sus emociones y en ocasiones, la comunicación con otros planos así como la inspiración que llega de ellos.

En su expresión más desfavorable surgen los problemas de comunicación, la expresión de palabras hirientes hacia otros, la represión del sentir y la falta de claridad en la comunicación.

El quinto chacra se encuentra ubicado en la garganta. El color que se le asocia es el **azul cielo**. La glándula que regula es la tiroides. Los órganos asociados son garganta, boca, dientes, mandíbula, cuerdas vocales y la parte alta de la columna vertebral.

5.6. SEXTO CHACRA

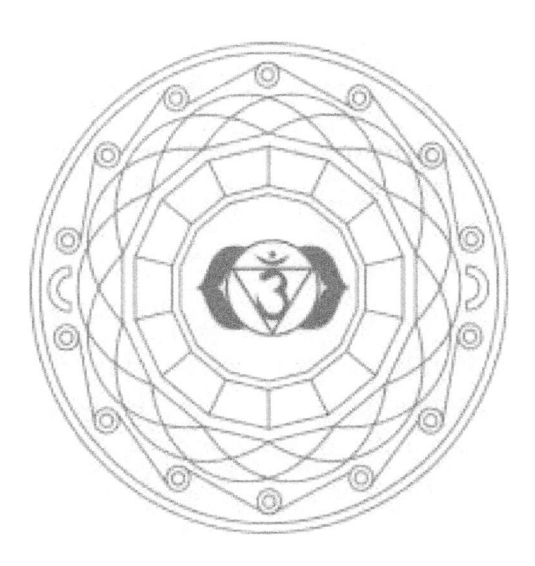

Mandala activador del sexto chacra

El sexto chacra está vinculado con la expresión del amor divino y celestial, ese amor que se extiende más allá del amor humano, que abarca toda la vida y establece la declaración de cariño, apoyo y protección para toda la vida del planeta y extiende el amor de relación en relación.

Este chacra guarda la información emocional del plano espiritual y también está relacionado con comprender los conceptos mentales.

Cuando este chacra se encuentra en desequilibrio, la persona vive una situación de confusión en la vida respecto a los valores de amor y respeto, de manera que puede vivir una imagen irreal sobre su propia experiencia vital. Si estas ideas creativas que la persona posee tienen un carácter negativo, el individuo crea a su alrededor esa realidad. La energía creativa de este chacra, si no está dirigida adecuadamente, puede ocasionar una vida complicada y falta de satisfacción por lo cotidiano.

Cuando este centro se encuentra en equilibrio, la persona tiene muchas ideas creativas y, si además, la persona tiene la voluntad de ejecutarlas, la confianza es la virtud que gobierna su vida.

En su expresión más positiva este chacra guarda la función de generar la toma de decisiones, desarrollar la imaginación y la fantasía así como ser el canal para conectar con los mundos psíquicos superiores. Favorece la aceptación de uno mismo y la comprensión de nuestras propias limitaciones y las de los demás. En este chacra se ancla la sabiduría, la intuición y la clarividencia.

En su expresión más negativa, encontramos que la persona siente miedo a la vida y a experimentar, sufre rigidez y desconfianza de él mismo y del entorno pudiendo incluso llegar a desarrollar enfermedades psíquicas.

El sexto chacra se encuentra ubicado en la frente y el color que se le asocia es el **índigo**. Las glándulas que se le asocian son la pituitaria o hipófisis. Los órganos asociados a este chacra son los ojos, la nariz, la parte superior de la cara y la base del cráneo.

5.7. SÉPTIMO CHACRA

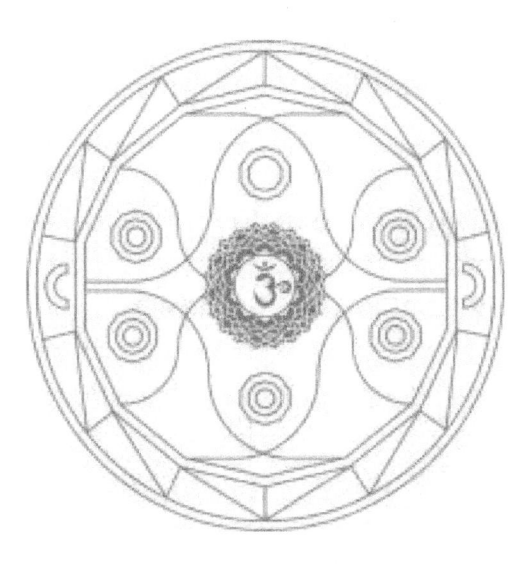

Mandala activador del septimo chacra

El séptimo chacra es el que integra el pensamiento más elevado así como el conocimiento y la integración de nuestra forma física, emocional, mental y espiritual.

Cuando el séptimo chacra se encuentra en equilibrio, la persona tiene el sentimiento de pertenecer a algo más grande independientemente del nombre que le dé: Cosmos, Universo, Vida, Dios, Divinidad, etc.…

En el caso de estar cerrado, la persona no siente esa conexión y le cuesta entender el sentir de aquellos que sí lo tienen. Este tipo de conexión espiritual es difícil definirla con palabras, es más bien una forma de sentir del Ser. Es una sensación que va más allá del físico y crea en la persona un sentir de prosperidad y plenitud.

Este séptimo chacra rige los estados de sueño, de recogimiento, de introspección y de meditación.

En su expresión más positiva este chacra enseña el camino a la conexión consciente con la fuente de conocimiento superior, aportando al individuo sabiduría, humildad, espiritualidad y la experiencia de que el tiempo y el espacio son sólo una ilusión de la mente. Facilita el aprendizaje de vivir presente y de aceptar la realidad del plano físico con armonía.

En su manifestación más negativa, el bloqueo en este chacra supone para la persona vivir con confusión y desconexión, vivir con superficialidad y sin entender ni sentir el lenguaje del corazón, dificultades para aceptar la vida y las experiencias que ocurren en ella.

El séptimo chacra está ubicado en la cabeza, en la zona de la coronilla. El color que se le asocia es el **violeta** oscuro. La glándula que lo rige es la pineal o epífisis que está ubicada en la cabeza en el centro del cerebro. Los partes que regula son el cerebelo, la corteza cerebral, el cráneo superior, la piel y el sistema nervioso central.

LOS CHACRAS Y SUS COLORES (delanteros)	
PRIMER CHACRA	ROJO
SEGUNDO CHACRA	NARANJA
TERCER CHACRA	AMARILLO
CUARTO CHACRA	VERDE
QUINTO CHACRA	AZUL
SEXTO CHACRA	INDIGO
SÉPTIMO CHACRA	VIOLETA

Quiero añadir que, tan pronto como se abre la percepción de los chacras que están situados por encima del tercero, comienza también la percepción de personas o seres que existen en esas capas pero que no tienen cuerpos físicos.

Habrás observado los mandalas que aparecen después de la explicación de cada chacra. Estos dibujos de forma circular son activadores de cada chacra. La finalidad que tienen es equilibrar el chacra y armonizarlo.

Hay muchas maneras de usarlos, una de ellas puede ser ponerlo debajo de la almohada a la noche y que durante las horas de sueño, tu inconsciente se empape de esa armonizadora frecuencia vibratoria. Otra forma de uso, y la más habitual, es durante el proceso de meditación. En radiestesia los usaremos como filtros, y cómo hacerlo, lo veremos en capítulos posteriores.

6

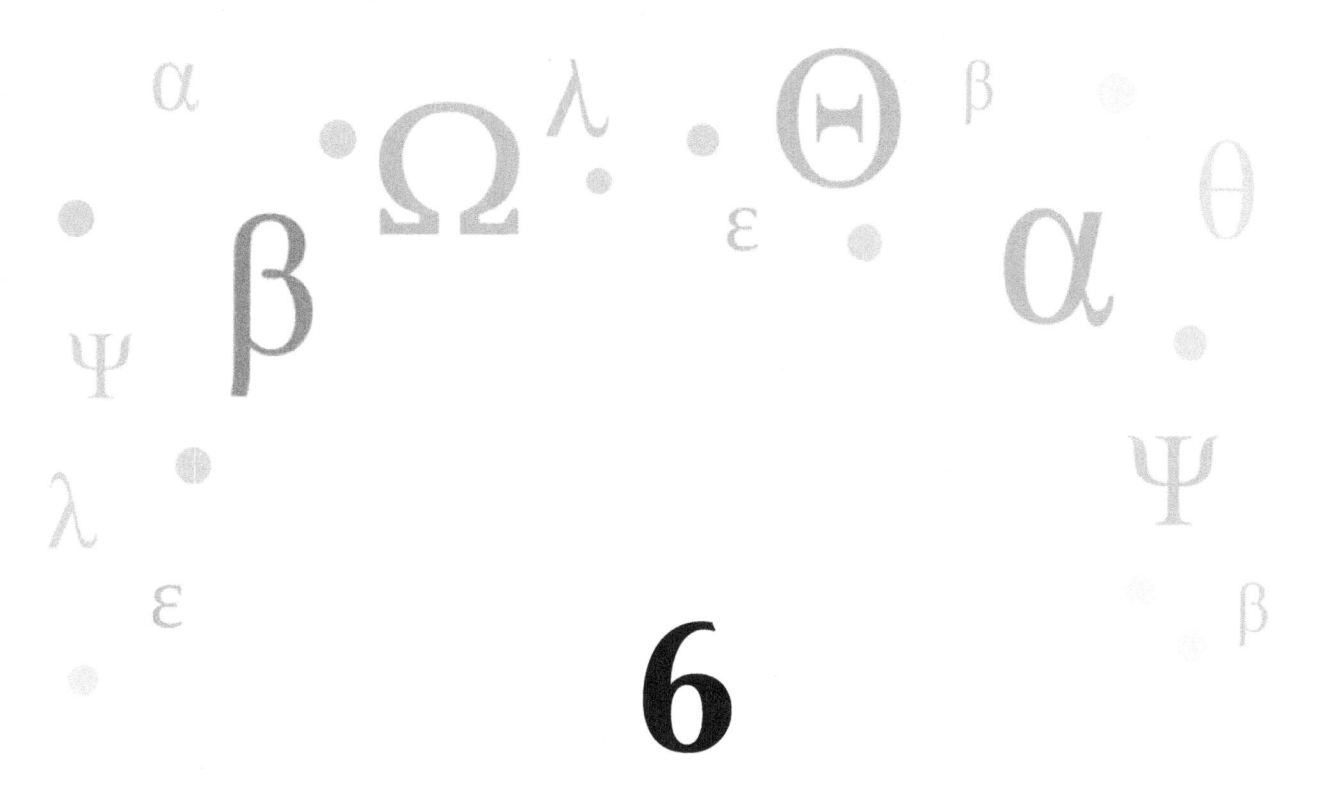

DISTRIBUCIÓN DEL CAMPO ENERGÉTICO DEL SER HUMANO

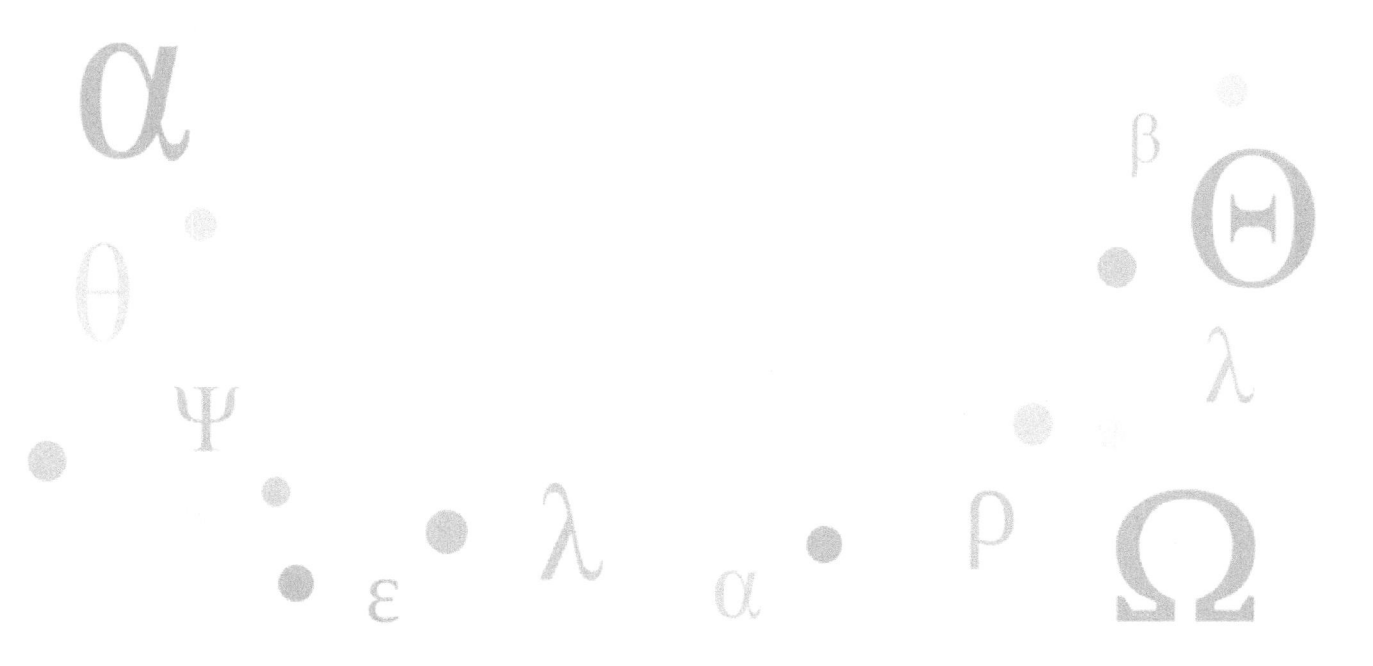

Al igual que el resto del universo, los humanos somos seres multidimensionales constituidos por energía y consciencia. A la energía que rodea el cuerpo físico la denominamos Campo Energético Humano. Este campo energético es también denominado Aura. Es visible para algunas personas y éstas lo describen como un ente luminoso que rodea a la persona y penetra en ella. Tiene una radiación característica para cada individuo; en él se refleja el estado físico, mental y emocional además de toda la historia pasada vivida por la persona.

El campo energético humano está constituido por siete capas o cuerpos. Cada una de las capas tiene una vibración diferente, siendo más densas las inferiores. Todos ellos ocupan un mismo espacio simultáneamente y a su vez, cada uno de ellos se extiende más allá del anterior. Cada capa está relacionada con un chacra. Además, todas ellas contienen todas las formas del cuerpo físico, incluyendo los órganos, huesos, vasos sanguíneos, etc....

"El campo energético humano está constituido por siete capas o cuerpos. Cada una de las capas tiene una vibración diferente."

6.1. PRIMERA CAPA: CUERPO ETÉRICO

El cuerpo etérico es un mallazo que contiene el cuerpo físico. Se forma por una red entrecruzada de líneas luminosas. Esta primera capa está relacionada con el primer chacra; así pues, ambos están relacionados con el cuerpo y la sensación física. En él se refleja el estado del cuerpo físico, el funcionamiento de sus órganos, tejidos y sistemas. Así, es un reflejo del estado de salud del cuerpo físico. Cuando una parte del cuerpo físico se enferma, esto se manifiesta en el cuerpo etérico mediante bloqueos energéticos. Su comienzo está a 1,5 cm del cuerpo físico y se extiende hasta los 5 cm de distancia.

6.2. SEGUNDA CAPA: CUERPO EMOCIONAL

Esta capa energética está asociada al segundo chacra; a las emociones y sentimientos. Su densidad y vibración varían en función de las emociones que experimenta la persona. Así, alguien que experimenta amor y compasión en su corazón presenta un campo emocional más ligero y vibrante que alguien que vive con rabia y frustración. Se encuentra a una distancia del cuerpo físico de entre 2,5 y 7,5 cm aproximadamente.

6.3. TERCERA CAPA: CUERPO MENTAL

Esta parte del campo energético se asocia al tercer chacra. En esta parte se aloja la energía de las creencias y pensamientos. Se extiende más allá del cuerpo emocional y ocupa la distancia de entre 7,5 cm y 60 cm del cuerpo físico.

6.4. CUARTA CAPA: CUERPO ASTRAL

El cuerpo astral está asociado al cuarto chacra y por supuesto, está en relación con la energía de amor. Esta es la puerta que nos da acceso a otros estados de realidad y de percepción. Es la puerta del sentir.

En este cuerpo se generan los lazos de amor hacia otras personas. También es una capa que nos facilita la comunicación con otras personas de manera silenciosa, solo mediante intercambio de energía.

En esta cuarta capa se da la transformación de la energía que viene de los cuerpos más superiores para que llegue a los cuerpos etérico, emocional y mental.

Se extiende aproximadamente desde los 15 a los 30 cm del cuerpo.

6.5. QUINTA, SEXTA Y SÉPTIMA CAPA: CUERPO ESPIRITUAL.

En este cuerpo espiritual agrupamos la quinta, la sexta y la séptima capa del campo energético.

Los tres primeros cuerpos que hemos mencionado son los que albergan las energías relacionadas con el cuerpo físico. La cuarta capa o cuerpo astral, está asociada al corazón. Él se ocupa de hacer de puente entre las capas más superiores o espirituales y las capas más físicas. La energía espiritual debe pasar por la transformación del corazón para convertirse en energías más físicas. A su vez, las energías más físicas deben pasar por el corazón para convertirse en energías más espirituales.

La energía espiritual es la que se encuentra contenida en la quinta, sexta y séptima capa. Está asociada al quinto, sexto y séptimo chacra y se les atribuye la información del funcionamiento físico, emocional y mental a nivel espiritual. En esas capas se encuentran los sentimientos de amor más elevados así cono la sabiduría y conocimiento más elevado.

A la quinta capa se le denomina cuerpo de patrón etérico. A la sexta, cuerpo celestial y a la séptima, cuerpo causal. En estas tres capas guardamos la información relacionada con todas las vivencias que nuestra alma haya experimentado antes de encarnarse en este cuerpo físico. También la información relativa a nuestra familia y ancestros.

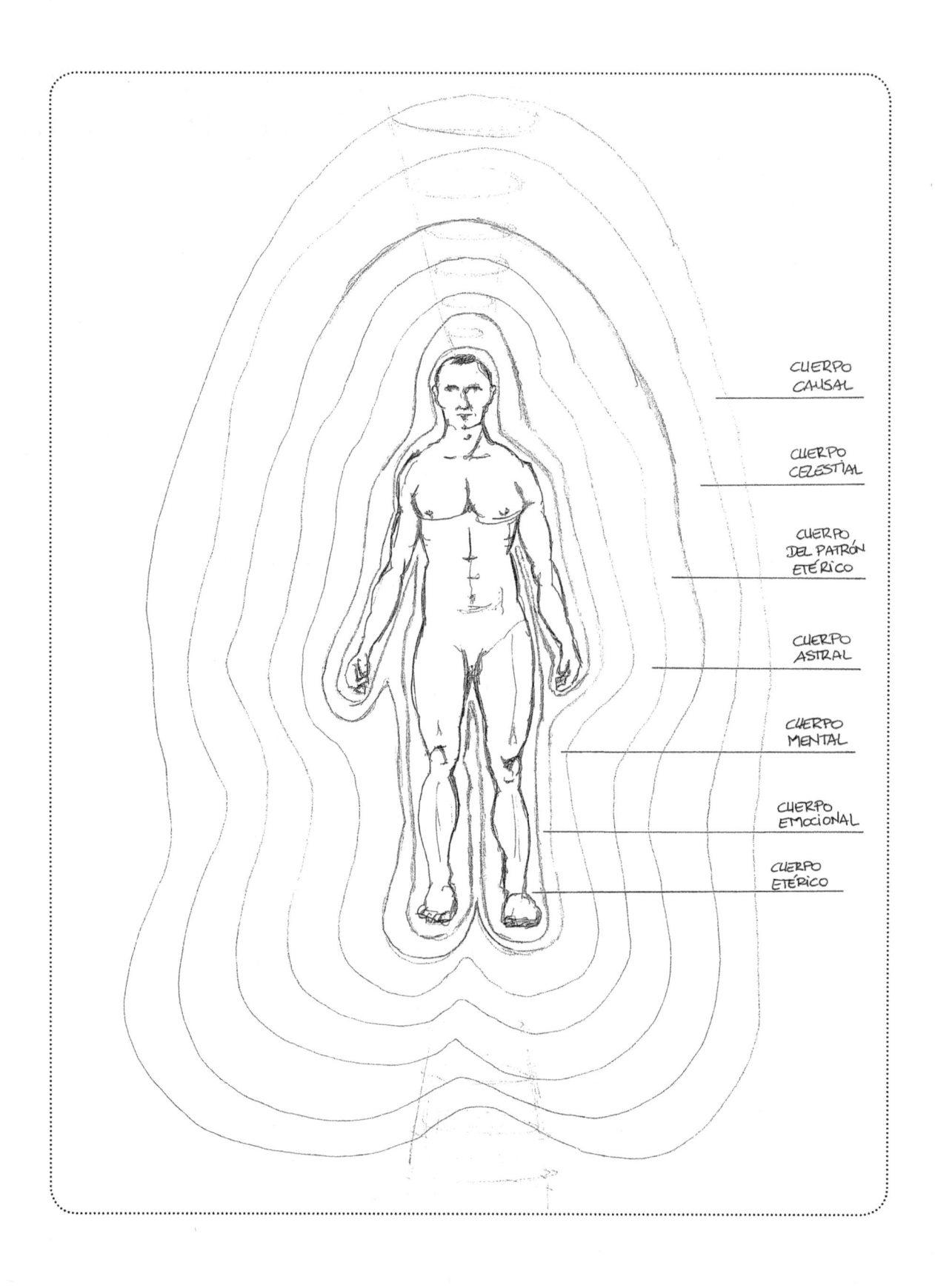

- CUERPO CAUSAL
- CUERPO CELESTIAL
- CUERPO DEL PATRÓN ETÉRICO
- CUERPO ASTRAL
- CUERPO MENTAL
- CUERPO EMOCIONAL
- CUERPO ETÉRICO

7

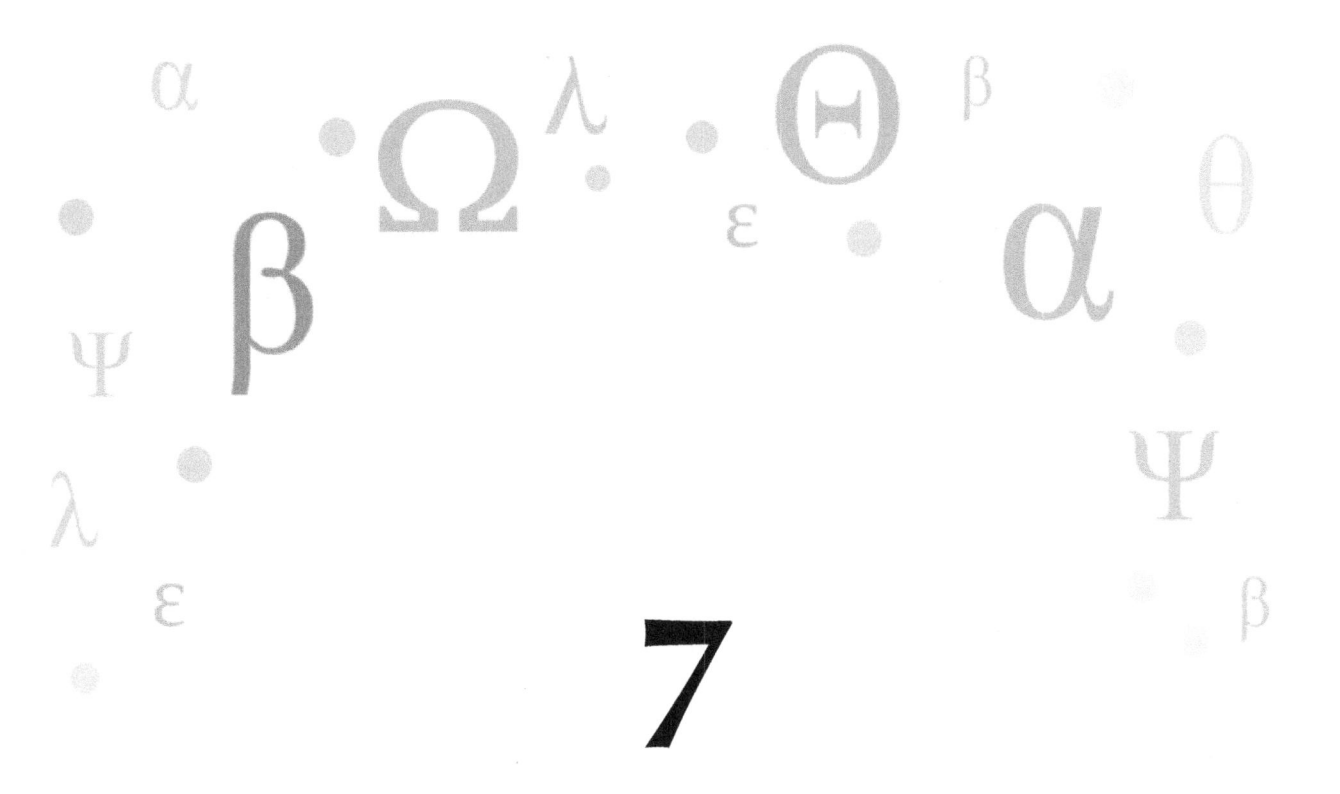

CÓMO TRABAJAR CON EL PÉNDULO UNIVERSAL

A lo largo de los próximos capítulos aprenderemos a trabajar la energía con el PU. Veremos cómo tratar dolores físicos y emocionales existentes y conocidos. Además estudiaremos algunas opciones para realizar diagnósticos cuando uno no sea consciente del dolor a trabajar y encontrar el origen energético que está generando ese dolor físico o emocional en la persona. También le dedicaremos un capítulo a la limpieza energética de espacios, trabajo a distancia, trabajo con animales y aprender cómo trabajar consigo mismo.

El PU trabaja el campo energético de la persona. Él emite una radiación sutilmente poderosa que interactúa con la radiación que emite la persona. En el campo energético se generan zonas donde aparecen bloqueos, condensación de energía o carencia de ella; estas desarmonías son las que podemos abordar desde el trabajo con el PU. Por supuesto, este tipo de desarmonías se pueden abordar también con otros péndulos que emitan una determinada energía según su forma.

Es importante para mí aclarar que **los diagnósticos y trabajos que vamos a aprender a realizar en este libro no sustituyen, de ninguna manera, al consejo y a la atención médica.** El trabajo con PU es una herramienta que nos facilita la vida y nos ayuda a muchos niveles pero de ninguna manera sustituye el consejo médico. Es complementario, no sustitutivo.

El trabajo con el péndulo universal es complementario, no sustitutivo.

7.1. INTENCIÓN

El primer paso y el más importante es tener claro qué deseamos trabajar. Bien sea porque ya tenemos un diagnóstico o porque tenemos que buscarlo. El punto de partida es siempre tener claro qué queremos hacer. El pensamiento acerca de lo que deseamos trabajar es el "timón del barco", marcando la dirección a la energía que emite el péndulo para desarrollar el trabajo.

El Dr. Santiago Rojas Posada dice: **"Donde hay intención, hay dirección"**. Es una afirmación que no me canso de repetir. Si tenemos claro que es lo que queremos trabajar, ambas energías, la del péndulo y la tuya, serán dirigidas para realizar ese trabajo, enfocado y efectivo. Si te sientes confuso, no lo ves claro o no te puedes concentrar adecuadamente en ese momento, es mejor que dejes el trabajo para otro día porque tu esfuerzo, va a servir de poco. Siempre antes de cada sesión de trabajo con el PU recomiendo pararse unos minutos, relajarse y respirar. Esto ayuda a tomar consciencia del momento presente y facilita el trabajo que deseamos realizar.

"Donde hay intención, hay dirección".

Dr. Santiago Rojas

Créeme que si empiezas a trabajar con PU y no le has marcado una intención firme y clara de trabajo, tú mismo vas a sentir que la energía se dispersa. Incluso puede ocurrir que el péndulo no se mueva o que el testaje para saber desde qué punto del péndulo tienes que trabajar sea confuso o imposible de encontrar. Al ser la intención poco clara, el trabajo será incongruente.

La intención es indicar mentalmente al péndulo qué es lo que deseas trabajar (también lo puedes expresar verbalmente en voz alta si te sientes más cómodo). Te pongo algunos ejemplos y verás como enseguida lo comprendes.

- Deseo trabajar para que se genere equilibrio y armonía en la persona.
- Deseo trabajar el dolor físico concreto (nombrar el dolor y la zona afectada) que la persona tiene.
- Deseo trabajar la tristeza que siente este cliente para liberarla, aumentando así su alegría.
- Deseo trabajar el duelo que esta persona está viviendo.
- Deseo limpiar su campo energético (de algo concreto o de cualquier energía externa que invada su campo)
- Deseo limpiar el campo emocional (o una emoción en concreto del campo emocional).
- Deseo armonizar su primer chacra.
- Deseo sembrar confianza (o cualquier otra emoción contraria a lo que la persona esté sintiendo en ese momento).
- Deseo liberar una determinada emoción que la persona carga.
- Deseo armonizar la energía ancestral del individuo.
- Deseo dar energía a esta planta para que crezca sana.

- Deseo dar energía a este animal para que viaje tranquilo.
- Deseo trabajar mi dolor de estómago.

Hay tantas intenciones que puedes poner que no tienes límite ninguno. Por eso también lo llamamos Péndulo Universal porque no tiene limitación. El límite lo marca tu mente y el conocimiento que tú tengas en tu cabeza y en tu corazón lo libera.

Para trabajar con seguridad, muy importantes son mis intenciones. Además del trabajo a realizar, que me generan bienestar, confianza y seguridad, respeto también los tiempos y espacios de los demás. Digamos que son mis mandamientos o código personal a la hora de trabajar. Me acompañan y en cada trabajo lo tengo presente en mi mente. Todos los considero igual de importantes y son estos:

1) *"Que el trabajo que se realiza sea para el bien de todos los implicados"*

A veces nuestro ego nos quiere jugar malas pasadas y nos atrapa en el querer tener razón por encima de buscar el bienestar de la persona con la que estamos trabajando y el del resto de personas implicadas. Los implicados son terceros que se pueden estar viendo afectados por la situación y por supuesto, en ese grupo está incluida la persona que realiza el trabajo puesto que está trabajando la energía en ese momento. Este punto implica una voluntad de hacer el bien por encima de nuestras creencias que a veces nos limitan o nos confunden.

2) *"Que mi médico interior trabaje con tu médico interior y lo resuelvan"*

Partiendo de esta premisa, la mayoría de las veces, el movimiento energético es mucho mayor y llega a muchos más lugares del cuerpo del que nuestra mente pequeña es capaz de identificar. Por ello, esta afirmación que aprendí de mi amiga y mentora Mika Widmanska, nos abre a la posibilidad de que la parte más sabia que reside en la persona que está recibiendo el trabajo se conecte con mi parte más sabia y ambas resuelvan el problema pendiente; siempre para el mayor bienestar de todos los implicados.

3) *"Estoy preparada para gestionar el proceso que se va a dar durante el trabajo"*

En ocasiones, cuando trabajamos con el PU, la persona conecta con emociones, con experiencias vividas a lo largo de esta u otras vidas o con vivencias o cargas existentes en la saga familiar. Esto puede llevar a que la persona entre en un proceso emocional de liberación fuerte, cargado de llanto, de tristeza, de ira, etc. Para la persona que trabaja con el PU, si no es experta en la gestión emocional y en el acompañamiento de procesos, esto podría asustarle. Por ello, siempre insisto en poner este límite a la hora de trabajar, estoy preparada para abordar el proceso. Es la manera de estar confiada en el trabajo que vayamos a desarrollar con la persona, sabiendo que cualquier cosa que ocurra, va a resultar sencilla para la persona y para mí. Según la capacidad que tenga el radiestesista que esté trabajando, será el proceso que la persona viva. Lo que para radiestesistas experimentados supone una sesión de trabajo, quizá para otros menos experimentados suponga dos, tres o más. No es tan importante cuánto se tarde en desbloquear un asunto en concreto, lo importante es hacerlo desde la confianza y la seguridad de todos los implicados.

4) *"Estoy aquí, presente, y al servicio de la Vida, en Amor y Libertad"*

Cuando trabajamos con energía nos convertimos en un canal para manifestar las bendiciones de una Consciencia mayor. Me da igual el nombre que le pongamos, Vida, Universo, Consciencia Divina, Dios, Fuente, Mente Divina, etc. Busca la palabra que más te resuene dentro y que te resulte más cómoda. A mí me suele gustar usar las palabras Vida o Consciencia Divina. Lo importante es que esa Energía Universal se manifieste a través de nuestro trabajo y nosotros tomemos una actitud humilde y de servicio para recibirla. Cuando hablo de servicio no hablo de sumisión, son cosas muy diferentes. Servicio es ofrecer lo mejor de nosotros a otros, y eso incluye respetar la Consciencia Divina, actuar bajo sus criterios sintiendo disfrute y Amor al hacerlo. Eso implica que estás conectado a tu fuerza interior, a tu buena autoestima y a tu humildad cuando realizas servicio. Como bien sabes, la sumisión nada tiene que ver con todo esto.

En mis meditaciones diarias, a esta afirmación le añado: *"Déjame ser un instrumento para tus Bendiciones".* Desde que empecé a pedirlo diariamente, mi vida cada vez va a mejor y en ocasiones me ocurren "despistes" curiosos que me llevan a situaciones donde, de manera inesperada, puedo apoyar a otra persona, a veces desconocida, en algo, cuando lo necesita.

5) *"Respeto el Orden Divino"*

El Universo mantiene un Orden Divino. Todo está conectado de una manera invisible que no siempre entendemos desde nuestra mente pequeña. De este Orden Divino se ocupa la Consciencia Divina que existe dentro de cada uno de nosotros y a través de ella, es como nos mantenemos conectados. Cuando respetas el Orden Divino, es cuando te abres a la confianza y a la seguridad interior de que siempre estás en el lugar adecuado, con las personas adecuadas, en el tiempo adecuado y realizando las actividades adecuadas.

Si esto lo trasladamos al manejo del PU, podemos tener la certeza de que si la Vida te pone a trabajar con una determinada persona es porque tu energía, tus cualidades y las experiencias que has vivido son las perfectas y adecuadas para apoyar a esa persona. Estás preparado para compartir esta experiencia con ella.

6) *"Sólo llegan a mí personas que realmente quieren ser apoyadas"*

No siempre las personas que piden ayuda sienten de verdad que quieren ser apoyadas. Algunas personas, que se sienten víctimas de lo que ocurre en sus vidas, piden ayuda sólo con la intención inconsciente de tener atención. Este tipo de personas, culpan a otros de todo lo que les pasa sin asumir la total responsabilidad de lo que les está ocurriendo en su vida.

Esperan desesperadamente que alguien les preste atención y les salve. Muchas personas venimos de este patrón de victimismo pero no todas queremos soltarlo. Cuando aparezca alguien de estas condiciones y te pida que le trabajes con el PU, estate atento. Si después de apoyarle durante un tiempo razonable, la persona no ha mejorado en nada y se sigue quejando de lo mismo, quizá sea del perfil de persona que sólo quiere atención y en realidad no quiere evolucionar. Soy de la opinión de que no tenemos que salvar a nadie, podemos dar herramientas, ayudar a limpiar el inconsciente de creencias y pensamientos limitantes pero sólo uno mismo puede decidir sobre su vida y sobre sus acciones. Si alguien no quiere cambiar su actitud ante algo, es agotador empujarle. Por eso, yo pido que las personas que lleguen a mí, estén dispuestas a evolucionar y a hacer cambios en su vida para mejorarla. Además, si trabajas desde el asesoramiento emocional, es importante que te revises desde donde estas queriendo ayudar a este tipo de personas, si quieres apoyarlas o lo que en realidad quieres, es salvarlas. La segunda opción es poco saludable para ti e intentar trabajar con energía desde esa posición, te desgastaría mucho.

7.2. ¿QUÉ TRABAJA EL PÉNDULO UNIVERSAL?

El PU nos permite un amplio abanico de posibilidades, seguramente más de las que podamos imaginar.

Podemos agrupar los trabajos que se realizan con PU en los siguientes:

- **_Trabajo con personas:_**

El PU nos ayuda en muchas áreas cuando se refiere al trabajo con personas, podemos trabajar dolores físicos, emocionales y mentales. Además permite equilibrar cualquier información que esté contenida en los chacras del cuerpo, tanto en los anteriores como en los posteriores. También la que esté contenida en las diferentes capas del campo energético, lo que incluye poder trabajar la energía ancestral y la de vidas pasadas. De igual manera podemos liberar informaciones más cercanas en el tiempo como son los bloqueos que generalmente se producen como consecuencia del proceso de concepción, gestación y nacimiento del individuo. De igual modo, podemos trabajar cualquier recuerdo o impacto doloroso que la persona haya tenido a lo largo de su vida y le esté limitando en algún área, así como cualquier situación y emoción presente que le esté alejando de la armonía interna. En definitiva, podemos abordar cualquier malestar o dolor que la persona tenga y en función de las coordenadas con las que el péndulo trabaje y a qué distancia del cuerpo de la persona se encuentre el bloqueo podremos saber, en muchas ocasiones, que etapa de la vida de la persona estamos trabajando. Con esta información que nos aporta el PU y a través de preguntas o de regresión consciente, podremos guiar a nuestro cliente a que libere los recuerdos dolorosos que le causan el malestar en el presente.

El PU permite también trabajar con uno mismo.

- **_Trabajo con animales:_**

Adoro el reino animal y en consecuencia disfruto mucho apoyando a los animalitos cuando lo necesitan. Se les puede ayudar a muchos niveles y, al igual que ocurre con las personas, se puede trabajar con el dolor físico del tipo que sea y con el dolor emocional y mental.

- **_Trabajo con plantas:_**

Al igual que con el reino animal, podemos trabajar con el PU en cualquier tipo de planta para mejorar su salud y fortalecerla.

- **_Trabajo con espacios:_**

El PU permite la limpieza y armonización de cualquier espacio.

- **_Trabajos a distancia:_**

Podemos realizar cualquier trabajo a distancia siempre que el radiestesista esté preparado para hacerlo. Claro está que al igual que en presencia, los trabajos a distancia son validos para personas, animales, plantas y espacios.

7.3. PROCEDIMIENTO ESTÁNDAR DE TRABAJO

Hasta aquí, si recopilamos la información que tenemos en los capítulos anteriores, ya sabemos lo suficiente para trabajar ya con el PU. En las páginas siguientes veremos cómo se desarrolla el trabajo en casos concretos y el significado de cada color, meridiano y nudo. Antes de eso, quiero sintetizar cómo trabajar con el PU.

Lo primero que debemos que tener claro es **qué queremos trabajar** con el PU. Una vez lo tengamos claro, **ponemos esa intención de trabajo** y es entonces cuando testamos desde qué color, meridiano y nudo tenemos que trabajar (recuerda que esto lo podemos testar con el PU desde V+, tercer nudo y ecuador o testarlo usando otro péndulo). Una vez definido el punto exacto desde el que tenemos que trabajar, colocaremos el PU en esa posición, acercaremos el PU al cuerpo de la persona que va a recibir el tratamiento y buscaremos la zona de su cuerpo donde el PU comienza el movimiento. Recuerda: **no se trata de que tú muevas el péndulo,** se trata de que el PU vaya moviéndose por sí solo hasta que alcance un movimiento constante. Una vez el PU esté ya en movimiento, déjate fluir, confía en el proceso que está ocurriendo y no fuerces la situación. A medida que adquieres práctica y te relajas, el PU te guía más en el movimiento. Puede que al comienzo del trabajo estés dando energía en una zona determinada del cuerpo y que al poco tiempo te desplace al otro extremo del cuerpo, o puede que empieces trabajando a pocos centímetros de la persona y que al rato, el PU te aleje uno, dos o más metros de la persona. El trabajo con ese color termina cuando el PU se para. El péndulo se para solo. Déjalo que se mueva hasta ese momento. En unas ocasiones se para en poco tiempo y en otras el movimiento se prolonga.

A continuación, testamos si tenemos que seguir trabajando con otro color. Si la respuesta es SÍ, testamos de nuevo el color, el meridiano y el nudo con el que tenemos que trabajar y entonces, repetimos el proceso de poner el PU en la posición que nos ha dado el testaje, acercarlo al cuerpo y dejarle que "baile". Una vez el PU se pare, volvemos a repetir este proceso tantas veces como radiaciones diferentes necesite la persona para la intención que estemos trabajando.

Cuando a la pregunta: -¿tenemos que trabajar con otro color? La respuesta es NO, entonces, damos el siguiente paso: Testar si hay que aplicar algún color para cerrar la sesión. En ocasiones la respuesta es SÍ y en otras la respuesta es NO. Cerrar la sesión implica aportar una radiación para ayudar a armonizar y equilibrar el campo energético. Para saber cuál es el color de cierre, si fuera necesario, solo hay que testar nuevamente el color, meridiano y nudo.

Una vez cerrada la sesión, el trabajo ha terminado.

Una pregunta frecuente es saber si tenemos que hacer más sesiones para la intención que habíamos puesto, en ocasiones, con una sola sesión, hemos resuelto el asunto. En otras ocasiones, son necesarias muchas más sesiones. Mi consejo es que se teste, que no se dé nada por hecho. Testar si hay que repetir la sesión, y en caso de que sea SÍ, testar en cuantas horas, días, semanas o meses. Por ejemplo, preparar energéticamente la encía para la extracción de una muela, es probable que con una sesión, el día antes o un par de días antes de sacarla, sea suficiente, sin embargo, una vez sacada la muela, ayudar a la encía a que cicatrice, puede llevar varias sesiones.

A modo de resumen, los pasos a seguir para trabajar con el PU son:

1- Intención: qué quiero trabajar.
2- Elegir el punto de trabajo del PU mediante el testaje.
3- Colocar el PU en el color, meridiano y nudo que haya salido en el testaje.
4- Acercar el PU al cuerpo de la persona y que tome movimiento.
5- Confiar en el proceso, no forzar la situación y dejar que el movimiento fluya.
6- El PU se para.
7- Testar si tenemos que seguir trabajando con otro color.
8- Si tenemos que seguir trabajando, repetir los pasos 2, 3, 4, 5 y 6.
9- Testar si tenemos que seguir trabajando con otro color.
10- Si no tenemos que seguir trabajando, testar si es necesario cerrar la sesión.
11- Si tenemos que cerrar la sesión, testar desde qué color, meridiano y nudo.
12- Si no tenemos que cerrar la sesión, el trabajo ha terminado.
13- Testar si es necesario repetir la sesión.

Durante todo el proceso, recomiendo mantenerse conectado al presente y conectado al sentir. A medida que vas tomando experiencia, la intuición se va desarrollando y es por esta vía por la que podrás gozar de información extra para apoyar a la persona con la que estés trabajando. Para que esta conexión contigo mismo se mantenga es importante estar relajado, confiar en el proceso y respirar suavemente. Si se entra en este estado de calma, además de observarse a uno mismo, se puede observar qué está ocurriendo con la persona que recibe el trabajo, cómo cambia su respiración, sus emociones, sus gestos, etc....

Una duda bastante frecuente cuando se comienza a usar el PU es saber si lo estamos haciendo bien, es decir, si estamos trabajando desde el punto correcto del PU y si estamos aplicando la frecuencia vibratoria adecuada en la zona correcta del campo energético.

La respuesta es muy simple, siempre que estés trabajando con la frecuencia vibratoria adecuada para la intención que has puesto y coloques el péndulo en la zona correcta para el trabajo, el PU toma movimiento. Dicho de otra manera, si al testar desde qué color, meridiano y nudo tienes que trabajar, te equivocas y posicionas el PU en un punto incorrecto, no se va a mover porque no existe resonancia con el campo energético. Por el contrario, si has realizado adecuadamente el testaje de la posición pero no lo acercas a la zona adecuada del cuerpo, el PU no se mueve. Si se te da alguno de estos dos casos, recomiendo que te pares, respires, bebas un poco de agua y vuelvas a intentarlo.

Cuando empieces a trabajar con el PU y sientas como él toma movimiento, te aseguro que es una experiencia que no vas a olvidar. La primera vez que trabajé con él en mi casa, el PU cogió muchísimo movimiento, empezó a dar vueltas con gran fuerza, comenzó generando un movimiento circular y a los pocos minutos, describió un movimiento en forma de aspa, me llevó la mano hacia el cielo y luego hacia el suelo e hizo un sinfín más de movimientos que me dejaron asombrada. Sentí perfectamente como era él quien desplazaba mi mano y no al revés. Desde ese día, caí rendida a sus encantos y a sus infinitas posibilidades.

En cuanto a los diferentes movimientos que puede hacer el PU, no voy a darte un manual de que significa cada movimiento, eso es algo que tú mismo irás descubriendo desde tu sentir. A medida que te familiarices con él sabrás cuándo está aportando energía al campo energético, cuándo está sacando energía densa o estancada, cuándo está armonizando o cuándo lo está cosiendo, etc.… Cuanto más trabajes con él, más pronto te conectas y descubres un dialogo que va más allá del SÍ y del NO. En mi opinión, el PU nos ayuda a desarrollar la intuición y gracias a ella, podemos percibir cada vez con más fuerza, el significado de cada movimiento y de las diferentes velocidades con las que baila el PU.

En cuanto a la posición de trabajo, no es necesario que la persona que recibe el trabajo esté tumbada, también puede estar sentada. Sí que recomiendo que no esté nunca de pie, porque a veces, el movimiento energético que el PU puede causar cierta sensación de mareo. Si esto ocurriese, es más seguro que la persona que recibe el tratamiento este sentada o tumbada.

En cuanto al radiestesista que maneja el PU puede estar sentado o de pie. Suele ser más cómodo estar de pie para moverse más fácilmente cuando el PU te desplaza a varios metros de distancia para trabajar en los campos astrales de la persona.

7.4. TRATAMIENTO CUANDO TENEMOS DIAGNÓSTICO

7.4.1 DOLOR FÍSICO

Cuando tenemos delante un dolor físico para trabajar, el comienzo es bien sencillo. La intención que le vamos a poner la tenemos clara, es el dolor que la persona sienta. Así de sencillo, simplemente testa desde qué coordenada hay que trabajar el dolor que nos ocupa. Testaremos el color, el meridiano y el nudo, y una vez tengamos el PU en la posición que nos indica el testaje, lo acercaremos a la parte del cuerpo que tenga el dolor.

Por ejemplo diremos:
- Deseo trabajar ....
- ¿Desde qué color trabajo? (Concretamos un solo color usando el testaje)
- ¿Desde qué meridiano? (Concretamos un meridiano usando el testaje)
- ¿Desde qué nudo? (Concretamos el nudo usando testaje)

Así, el PU empieza a moverse y a liberar la energía condensada en el campo energético. El bloqueo energético no siempre está cerca de la zona del cuerpo que siente el dolor, en ocasiones nos puede llevar a otras partes del campo energético. Que no te resulte raro que empieces a trabajar en el estomago, por ejemplo, y el péndulo te lleve a trabajar la parte más alta de la cabeza.

Supongamos que viene un amigo a que le tratemos, se acaba de caer y tiene un fuerte dolor en la rodilla. Ya le ha visto el médico y no tiene nada roto, sólo el dolor debido al golpe. Elegiremos la coordenada de trabajo con la intención de calmar el dolor y restablecer el equilibrio. Puede que estés pensando en que también tenemos que contemplar que se va a hinchar, a poner morado o algo similar y si lo piensas, esas intenciones quedan ya contenidas cuando pedimos restablecer el equilibrio. Trabajamos con tantas coordenadas como el péndulo nos indique. Y por último testamos si es necesario un color de cierre. Lo normal en un caso así es que el péndulo trabaje sobre el mallazo etérico, a pocos centímetros del cuerpo físico y lo haga con colores R, IR y UV.

En ocasiones, cuando hay contusiones o golpes, es recomendable testar si el mallazo etérico está roto. En caso de que así sea, se puede coser usando PU o usando otro tipo de péndulos. Es muy útil para estos casos, usar el péndulo espiral (visualiza el péndulo en:

Uses el péndulo que uses, la intención es coser el campo etérico y si lo haces con el PU, tienes que testar, como siempre, desde qué coordenada hacerlo.

Otro buen ejemplo de dolor físico es el que aparece después de una intervención quirúrgica. El PU puede ayudar mucho a que la recuperación de cualquier operación sea más amable y rápida. En estos casos, que el cuerpo físico ha vivido algún corte, por pequeño que sea, recomiendo siempre coser la malla etérica y posteriormente, trabajar sobre la persona con la intención de que su cuerpo se recupere y restablezca el equilibrio. Cuando termines de trabajar, recuerda testar si hay que volver a repetir la sesión. Si ha sido una intervención leve es probable que con una sesión sea suficiente, y en cambio, si ha sido una operación de orden mayor, lo normal es que el PU trabaje en varias ocasiones hasta que el equilibrio en el campo energético se restablezca. Al hilo de las operaciones, es muy oportuno preparar el cuerpo energético antes de una operación. Si hacemos esto, prepararemos el campo energético para la "agresión" que va a vivir en el quirófano (cortes, desplazamiento de órganos, anestesias, etc....) y la amortigüe mejor, de manera que cuando la operación termine, el cuerpo habrá sufrido menos y se recuperará con mayor facilidad.

Cuando hablo de operaciones e intervenciones, también estamos hablando de cosas tan sencillas como la extracción de las muelas del juicio. Recuerdo en una ocasión que a una de mis clientas le tenían que sacar las dos muelas del juicio de la mandíbula inferior. Antes de sacarle la primera, vino a verme. Trabajamos el campo energético para que la extracción se diera de manera fácil y su cuerpo estuviera preparado. ¡Dicho y hecho! La muela salió con facilidad y el post de la extracción fue sencillo, casi no se le inflamó la zona y en pocos días había cicatrizado perfectamente. A las pocas semanas tuvo que sacarse la muela inferior del otro lado. En esa ocasión, no pudo venir a verme y no trabajamos el preoperatorio. La muela costó un poco más salir y al día siguiente tenía una hinchazón tan grande que parte de su ojo se veía afectado. ¿Te imaginas? Menuda diferencia entre haber trabajado el preoperatorio a no haberlo hecho ¿verdad? Por supuesto, estuvimos trabajando en varias ocasiones para que el hinchazón bajará y después de cada tratamiento, ella aseguraba que el latido tan molesto que acostumbran a tener este tipo de inflamación desaparecía.

En ocasiones, comenzamos a trabajar un dolor físico concreto y acabamos destapando dolores emocionales antiguos y profundos de la persona. Una vez el PU comience a trabajar, debemos observar hacia donde se dirige. Si el péndulo se queda a pocos centímetros del cuerpo sobre la zona dolorida, sabemos que está trabajando el cuerpo físico y el campo etérico. En cambio, si al poco tiempo de comenzar a moverse, el péndulo te pide que tomes una distancia mayor del cuerpo y/o se desplaza a otra zona del cuerpo diferente a la que has comenzado el trabajo, ten por seguro que estamos trabajando el origen que ha causado el dolor. La gran mayoría de las veces, el dolor físico está asociado a una información emocional que no se ha procesado adecuadamente. Esto implica, que el bloqueo energético original se puede encontrar a una cierta distancia de donde duele el cuerpo físico. La mayoría de las veces, observar a qué distancia trabaja el péndulo, desde que color, nudo y meridiano, nos dará información acerca de cuándo o de porqué se creó ese bloqueo. En capítulos posteriores daremos una amplia interpretación a cada uno de los colores, meridianos y nudos.

Hubo un caso muy llamativo que viví hace unos años mientras impartía un curso de radiestesia. Quería que un alumno subiera a la camilla para que sirviera de ejemplo de cómo trabajar un dolor físico. Una de las mujeres que allí estaba, tenía un esguince en el tobillo. ¿Qué mejor ejemplo verdad? Ella estaba harta ya del esguince porque llevaba más de un año con él y no acababa de curarse. En cuanto mejoraba un poco, se volvía a torcer el tobillo o daba un paso en falso y nuevamente tenía el dolor y la inflamación porque la zona estaba muy debilitada. Durante el curso, estaba con tanta inflamación que pasó la mañana con el pie puesto en alto y cuando andaba, lo hacía usando unas muletas de apoyo. Subió a la camilla la tarde del primer día de encuentro. Pusimos la intención de aliviar el dolor, poner equilibrio en su tobillo y sanar su esguince. Testamos desde que color, meridiano y nudo tenemos que trabajar y comenzamos el trabajo. Trabajamos desde diferentes frecuencias vibratorias del PU y estas nos indicaban que el PU estaba liberando miedo y dolor emocional inconsciente, además hacía referencia a que ese miedo estuviese relacionado con lo masculino. Fíjate bien de lo que estoy hablando, trabajamos para aliviar un dolor físico y el péndulo me habla de que el origen de ese dolor está relacionado con temas emocionales. Mientras trabajaba, a la mujer le indicaba que se relajara, que respirase suavemente y se dejase sentir. Primero empezó a sentir mucho frio y comentó que se estaba acordando del dormitorio de casa de su abuela, afirmo también que desde niña le daba miedo ir a esa casa. De pronto rompió en un llanto extremo y todos en la sala pudimos ver que el miedo se había disparado. Gritaba: - ¡No! ¡Por favor! ¡No lo hagas! Fue escalofriante verla.

El PU seguía trabajando y yo la acompañaba. Claramente el PU le estaba ayudando a recordar algo traumático para poder liberarlo. Ella lloraba y lloraba y el péndulo seguía trabajando. Cuando la persona entra en proceso de liberación emocional, experimenta la emoción como si la estuviese viviendo en ese mismo instante. Es importantísimo que si la persona entra en un estado de fuerte liberación emocional, sigamos trabajando a la vez que le recordamos a la persona que estamos allí, presentes, amorosos y respetuosos para acompañarla. Recuerda que la respiración es una excelente herramienta para estar presente. Después de un rato, apenas 3 ó 4 minutos, ella se fue calmando y encontrando un estado de confort interno mayor. Cuando ya el péndulo terminó de trabajar con los diferentes colores, ella estaba tranquila y recuperada. La temperatura de su cuerpo también se había recuperado. Su cara se veía radiante. Ella nos compartió que se sentía muy ligera, como si se hubiera quitado una mochila llena de piedras de la espalda. Quiso compartir con todo el grupo su experiencia y lo que había recordado. Nos relató que cuando ella tenía apenas 6 ó 7 años, un tío suyo la encerró en una de las habitaciones de la casa de sus abuelos y abusó sexualmente de ella. Ella contaba que cuando vio que su tío cerraba la puerta, enseguida supo que algo malo le iba a ocurrir y que corrió a esconderse debajo de la cama para que no la atrapara. De poco sirvió. El tío la cogió del tobillo izquierdo y tiró de ella para sacarla de allí abajo. El resto de detalles, creo que los podemos omitir… Gracias al trabajo de aquel día, ella pudo recordar este capítulo tan traumático que había bloqueado en su inconsciente y liberarlo, por eso se sentía tan ligera después de la sesión. El tobillo donde tenía el esguince, era el tobillo izquierdo y en él se guardo toda la información de aquella experiencia vivida. Cuarenta años después, el inconsciente ya no pudo contener más esta información y empezó a general problemas de salud. Al liberar ese dolor emocional, el tobillo se recuperó rápidamente. Al día siguiente ya podía apoyar el pie y en pocas semanas estaba totalmente recuperado. Sigo en contacto con ella a día de hoy y ya nunca más ha vuelto a sufrir del tobillo. Ella ha seguido trabajando consigo misma para poder perdonar a su tío por el daño que le causó y poner armonía en todas aquellas partes de su vida que se veían afectadas por esa vivencia, que como puedes imaginar, eran muchas.

Experiencias tan traumáticas sólo se despiertan cuando la persona que maneja el péndulo está preparada para acompañar el proceso, recuerda que es una de las intenciones generales que marcamos inicialmente, así que, si estás empezando con el manejo energético y emocional, puedes estar tranquilo, tendrás que practicar mucho para que se den vivencias.

Se me ocurren muchos ejemplos más de trabajos para paliar el dolor físico, ¡tantos ejemplos como dolores se me ocurren! Podemos trabajar desde un dolor de cabeza hasta un dolor de ovarios pasando por las molestias que da el estómago cuando tenemos una digestión pesada. Acompañar a alguien cuando se ha comido un marisco en mal estado a que elimine la toxicidad más rápidamente, aliviar los picores de las picaduras de mosquito o el exceso de calor porque la piel se ha quemado por la exposición al sol. El PU no tiene límite. Para mí forma parte de mi botiquín de viaje, una herramienta imprescindible por las infinitas posibilidades que presenta. Ahora sí, déjame insistir en que en ningún caso sustituye al diagnostico y al consejo médico.

"EL PÉNDULO UNIVERSAL NO TIENE LÍMITE."

7.4.2 DOLOR EMOCIONAL

En muchas ocasiones nos encontraremos que tenemos que trabajar con personas que claramente sienten una emoción concreta y la quieren liberar. Es probable que conozcan el origen de esa emoción, es decir, que sientan rabia por una determinada situación, enfado con alguien concreto, ira profunda hacia ellos mismos, tristeza por estar viviendo un duelo de algún tipo, miedo a una determinada situación (espacios abiertos, espacios cerrados, alturas, compromiso, cambios, etc....), falta de confianza para dar un paso adelante o bien puede ser que desconozcan de dónde viene la emoción que sienten dentro de ellos.

Si tenemos claro el origen de la emoción a liberar, el trabajo será seguramente más rápido pero si no lo conocemos, no pasa nada, cuando comencemos a trabajar con el PU puede ser que la persona empiece a recordar cosas que le ayuden a comprender el origen de esa emoción. Si en el momento no recuerda, puede que sueñe y recuerde o simplemente que la información se ordene durante el proceso de sueño y varios días después de la sesión, durante cualquier actividad cotidiana, tome consciencia de por qué se sentía de esa determinada manera. Como radiestesista es imprescindible que confíes en el Orden Divino, que confíes en que el proceso se está dando aunque tú no veas la manera en la que está ocurriendo. Cuando empecé a practicar, recuerdo que mi desconfianza era enorme y quería comprender cada uno de los movimientos que el péndulo hacia, comprender cada paso del proceso así que anotaba todo en una libreta y después le mandaba largos correos electrónicos a Mika Widmanska contándole con detalle cada paso del proceso para que ella pusiese palabras a la experiencia que yo había vivido. Ella contestaba siempre a mis emails diciendo: Confía, confía y confía. Yo me quedaba sorprendida siempre, hasta que comprendí que la radiestesia es una forma de trabajo que nace desde el corazón, no desde la mente. Si intentas comprender todo lo que ocurre desde tu cabeza, créeme que no vas a llegar a buen puerto. Solo observa los resultados. El secreto está en confiar en que el proceso se está dando, ésta es la llave para que tu corazón se abra poco a poco y puedas sentir la grandeza del trabajo del que estás formando parte. Cuando empiezas a sentir esto dentro de ti, una enorme gratitud te inunda por dentro. Es entonces cuando de verdad tomas consciencia del Plan Divino y de que estamos conectados de una manera invisible. Es este Amor infinito que nos une y nos permite crecer cada vez más en gozo y disfrute.

"El secreto está en confiar en que el proceso se está dando"

Para desarrollar el trabajo de liberación de una emoción concreta es tan sencillo como poner intención en hacerlo y posteriormente, seguir el procedimiento habitual de trabajo con el PU: Testar desde que color, meridiano y nudo tenemos que trabajar y comenzar a hacerlo. Trabajaremos con tantos colores como la persona necesite y finalmente testaremos si es necesario cerrar la sesión.

Es posible que durante el trabajo, si la persona es sensible, sienta con mayor intensidad la emoción que estamos trabajando. Esto se debe al proceso de liberación. Recomiéndale que respire suavemente y ayúdale a ser consciente de que sólo está liberando. Puede incluso que la persona la sienta con tal fuerza que no pueda evitar gritar, llorar o temblar de miedo durante el proceso. En cambio, si la persona no siente nada, tú confía, porque el trabajo se está dando de igual manera. En este caso puedes apoyarle a que sienta en qué zona de su cuerpo está alojada la emoción. Si la siente, le puedes invitar a que imagine de qué color es, de que densidad, de que textura, etc.... ¡Se imaginativo! Muchas veces este tipo de visualizaciones, mientras estás trabajando con el PU, ayudan a la persona a liberarse más fácilmente de aquello que le sobra.

Otra forma de trabajar estas emociones concretas es decirle a la persona que integre en ella misma esta emoción. Que la expanda en su interior y llene su cuerpo de ella. La sensación de la persona es que al irse expandiendo, la emoción va debilitando su intensidad y finalmente desaparece porque ha pasado a formar parte de ella sin lucha ni resistencia, sólo con aceptación y amor hacia lo que hay en ese momento.

Generalmente cuando trabajamos las emociones el péndulo se mueve a una distancia de unos 40 ó 50 cm del cuerpo. Es donde se encuentra el campo emocional. Con este tema no se puede ser rígido porque a veces, el péndulo limpia la emoción que está bloqueada y posteriormente trabaja el campo mental también para eliminar la creencia que le ha llevado a la persona a crear esa emoción. Es recomendable que siempre, después de acabar de trabajar, le preguntes a tu cliente como se siente, esto les ayuda a tomar conciencia de que se ha dado un cambio dentro de ellos después del trabajo recibido.

Un buen ejemplo de dolor emocional es, sin duda, cualquier proceso de duelo. Un duelo lleva asociadas muchas de emociones además de la tristeza. ¿Qué entendemos por duelo? Duelo es una pérdida emocional grande, como puede ser la ruptura de la pareja, la pérdida de un familiar o ser querido por fallecimiento. También cualquier otro tipo de distanciamiento definitivo o temporal de alguien o algo, el cambio o despido de un trabajo, un cambio de domicilio, robos, pérdida o mutilación de órganos, etc.... A lo largo de nuestras vidas todos vivimos perdidas de muchos tipos y el gestionar o no adecuadamente las emociones durante este proceso, nos darán libertad emocional en el futuro o nos dejarán anclados en el dolor vivido desde ese momento en adelante. Claro está que el nivel de intensidad con el que se vive el duelo depende de la relación que existe con la persona, lugar o cosa que se pierde.

El duelo conlleva una evolución en nuestras emociones desde el dolor de la pérdida hasta la recuperación y restauración de la alegría nuevamente en la vida. Desafortunadamente, hay personas que ante la intensidad de dolor que puede conllevar el duelo por alguien amado, cierran su corazón y se quedan atrapadas en la pena y el enfado de la pérdida sin dejar que este proceso continúe su ritmo y se armonice.

El PU nos da la posibilidad de ayudar a que estos corazones rotos se restauren. Si la persona está viviendo en el presente el duelo, con PU acompañaremos este proceso, trabajando de manera frecuente y apoyando a la persona a que conecte con las emociones existentes y las libere, haciéndole más fácil la digestión de la pérdida. Las emociones más frecuentes asociadas al duelo suelen ser: tristeza, rabia, enfado, dolor profundo, pérdida del sentido de la vida, abandono, no sentirse amado, traición, desgarro en el corazón, engaño, recelo, desconfianza, etc.... Por suerte, no necesariamente hay que experimentar en el duelo todas las emociones anteriormente mencionadas. Éstas varían en función de las condiciones externas y del tipo de duelo que esté presente.

Cuando la persona vive un duelo y no lo gestiona adecuadamente, guarda su dolor en el corazón, negándose la posibilidad de volver a experimentar la alegría. Son muchas las personas que después de haberse enamorado de alguien y tras acabarse la relación, por separación o por fallecimiento de la pareja, es tan grande el dolor de la pérdida, que por no volver a experimentar esta vivencia, se niegan a sí mismos la posibilidad de volver a amar como lo hicieron en el pasado. Algunas de estas personas, no vuelven a tener relaciones sentimentales y otras, en cambio, vuelven a tenerlas pero siempre manteniendo su corazón detrás de una coraza segura, sin entregarse completamente a la relación. Esta forma de comportamiento, generalmente inconsciente, mutila la posibilidad de vivir en plenitud el amor y el compartir totalmente con la pareja. Son muchas las veces que recibo en la consulta personas con este tipo de situación. Generalmente vienen pidiendo apoyo para establecer una nueva relación de pareja o bien porque están en una relación y tienen problemas en ella. En este caso el procedimiento será apoyarle a revisar su pasado y con el PU ir liberando las emociones reprimidas por tiempo. Solo con ello, la persona se siente más libre, más serena y en consecuencia, más abierta a amar sin condicionamientos. Volver a abrir el corazón al amor es uno de los acompañamientos que encuentro más bonitos y satisfactorios. Se debe ser paciente y no forzar. La persona va tomando consciencia del dolor que vivió y libera progresivamente las emociones reprimidas y generalmente olvidadas, dándose permiso a la vez para confiar más en la relación actual o en la que creará en el futuro.

Para la mayoría de los duelos es muy aconsejable hacer un acompañamiento con esencias florales. Una combinación ideal para ellos, sean recientes o antiguos es la fórmula de **Orquídeas Colombianas**, Color-luz, Ser Superior y Alegría ya que permite encontrar un nuevo sentido a la vida y adaptarse a las circunstancias.

También, para los duelos no resueltos del pasado acompañan con éxito la combinación de **Esencias Florales de Bush** de Australia: Sturt Desert Rose, Sturt Pea y Dagger Hakea o Mountain Devil. Esta combinación permite que aflore la pena y la culpa profunda a la par que ayuda a gestionar la rabia. De esta misma familia, para los duelos recientes está especialmente indicada la esencia Red Suva Frangipani.

7.4.3 DOLOR MENTAL

Buda decía: "El dolor es inevitable, el sufrimiento es opcional".

Sin duda, tanto el dolor como el sufrimiento son partes de la vida y en nuestra mano esta decidir con cuál de los dos nos queremos quedar. El dolor es natural, legítimo y una parte natural de la vida. En cambio, el sufrimiento es una actitud insana que algunas personas toman cuando hay dolor. Generalmente el sufrimiento lo sostiene una retahíla de pensamientos y creencias que nos atrapan más en el dolor, que lo hacen más grande y que en ocasiones, acaba en circunstancias donde el pensamiento se puede llegar a volver obsesivo. Este es uno de los tantos ejemplos que podemos abordar con el PU.

> *"El dolor es inevitable,*
> *el sufrimiento es opcional".*
>
> ***Buda***

Naturalmente, trabajar los pensamientos dañinos que alguien tiene puede llevar tiempo y lo normal es que la persona comience un proceso de transformación interno al irse liberando de ese tipo de cargas. Acompañar a un cliente en este tipo de aventura es, sin duda, una bendición. La intención de trabajo en este caso será aliviar el sufrimiento. La aspiración última es que el sufrimiento desaparezca pero este logro, no depende de ti, depende de la voluntad de cambio con la que esté dispuesta la persona a la que estamos trabajando y nunca de nosotros mismos.

Nuestra estructura de autoestima está también sustentada por nuestro sistema de creencias y pensamientos. Es sin duda, otro gran ejemplo para trabajar con PU. Se trata de que identifiques, generalmente mediante un dialogo con tu cliente, algún pensamiento negativo que la persona tiene acerca de sí mismo, por poner un ejemplo concreto, la persona cree que es no es capaz de hacer las cosas bien, que no sabe o que no puede hacerlas. Desde el PU queremos ayudarle a transformar esa creencia así que la intención que ponemos es liberar el origen de la creencia "no soy capaz" y posteriormente, como siempre, trabajamos siguiendo el protocolo estándar. En este tipo de procesos puede que la persona empiece a recordar capítulos de su infancia y a identificar escenas de su vida donde le han recalcado su creencia de que no puede. Si así fuese, es importante acompañar a la persona a que perdone a todo aquel que sembró esas creencias para que podamos concluir con éxito completo nuestro trabajo.

Por supuesto, podemos trabajar cualquier estructura mental que identifiquemos como insana, pensamientos repetitivos, obsesivos y hasta incluso pensamientos de dependencia hacia otras personas o sustancias. Simplemente marcar cual es la intención del trabajo y adelante. El PU es muy eficaz en estos casos.

Es muy frecuente que el péndulo se mueva alrededor de la cabeza durante este tipo de procesos y limpie la energía de esa zona. En otras palabras, alivia el ruido mental que tantas veces tenemos y que genera una nebulosa energética alrededor de la cabeza. Cambiar una creencia puede llevar tiempo, sin embargo limpiar el ruido mental, es sólo un rato. La persona enseguida se siente más tranquila y serena. Si la creencia sigue presente, es cuestión de tiempo que aparezca de nuevo el ruido. En este tipo de casos, es importante la constancia y la paciencia.

En los procesos mentales se puede también usar el **péndulo atlante**. Éste es un péndulo ideal para romper las estructuras mentales y también para grabar nuevas frecuencias vibratorias en el campo energético, ayudando así a fortaleces las nuevas creencias que se desean fomentar. Puedes conocer este péndulo en mi web:

7.5 FORMAS DE DIAGNÓSTICO

Existen infinitas formas de diagnóstico para realizar un trabajo. Éste siempre va a depender de qué estés buscando y del conocimiento que tengas. En las páginas siguientes encontrarás algunos procedimientos para comenzar a trabajar con alguien de forma cómoda y sencilla; Simultáneamente, te puede aportar información de qué está ocurriendo a niveles inconscientes con la persona. La gran mayoría de la información que limita nuestro cuerpo físico y energético es de carácter inconsciente, por ello, que este

El Péndulo Universal

tipo de diagnósticos, nos aportan claridad para comprender aquello que no está visible a nuestros ojos. También puede ser la manera de encontrar ciertos bloqueos energéticos y liberarlos.

Elije la forma de diagnostico que más cómoda te resulte. Quizá puedas empezar por usar diagnósticos más sencillos y a medida que tomes confianza y profundices en cada uno de los temas, incorporar otros nuevos. Para mí es costumbre, al empezar un trabajo, testar qué forma de diagnostico es la más adecuada en ese momento. Confío en que el Orden Divino me guíe y así ser lo más efectiva posible al realizar el trabajo.

7.5.1 DIAGNÓSTICO EMOCIONAL

En ocasiones, encontramos personas que simplemente llegan a la consulta diciendo que se encuentran mal, que no saben qué les pasa, que han perdido la alegría y el entusiasmo en los últimos tiempos, que ven la vida gris y que no identifican ninguna situación en concreto que les pueda tener así, etc..... En definitiva, la persona se encuentra anímicamente mala pero no sabe por qué. Puedes pasar largo rato charlando con estas personas y no saben o no identifican qué les pasa. A veces, identifican alguna emoción aunque tú, en tu foro interno, sabes que lo que les ocurre es otra cosa, algo más profundo. En este tipo de situaciones, es muy práctico tener un listado con diferentes emociones que te ayuden a identificar qué está pasando con el individuo. Basta con testar en él que emoción es la que está afectando. Un ejemplo de listado de emociones puede ser este:

Pena	Júbilo	Nerviosismo
Tristeza	Dolor	Rencor
Desprecio	Desaliento	Desánimo
Desesperanza	Soledad	Pesadez
Humillación	Soledad	Desequilibrio
Desconfianza	Inseguridad	Enojo
Miedo	Odio	Terquedad
Irresponsabilidad	Remordimiento	Celos
Desmotivación	Ira	Cólera
Aburrimiento	Impotencia	Arrogancia

Venganza	Orgullo	Estrés
Resentimiento	Infelicidad	Hostilidad
Amargura	Descontento	Timidez
Vergüenza	Falsedad	Cinismo
Ansiedad	Crítica	Juicio
Envidia	Disgusto	Desilusión
Decepción	Traición	Duda
Paranoia	Temor	Infidelidad
Indecisión	Inadecuado	Inquietud
Depresión	Apatía	Dependencia
Adicción	Culpa	Arrepentimiento
Traición	Deslealtad	Victimismo

El procedimiento de diagnostico es sencillo. En el listado que tienes delante, testamos qué emoción es la que está bloqueando más a nuestro cliente en este momento de su vida, cuál es la que le está afectando a su estado de ánimo actual o cuál es la prioritaria a trabajar en ese día. Elegimos una, la que más esté actuando negativamente sobre él. Posteriormente, definida ya cuál de todas las emociones tenemos que trabajar, seguiremos el procedimiento estándar de trabajo con el PU y aplicamos el tratamiento el tiempo que sea necesario.

Lo normal es que la persona se sienta más relajada después de este tratamiento. Dependiendo de los colores, el nudo y el meridiano desde donde trabaje el péndulo, nos indica si es una emoción antigua o si es algo que está viviendo en la actualidad. La mayoría de nosotros tenemos emociones inconscientes, emociones que surgieron en el pasado que no fuimos capaces de gestionar o digerir adecuadamente y en consecuencia, nos limitan. Este es un buen método para ir descubriendo pacientemente qué esconde nuestro inconsciente, poco a poco trabajar con él y liberarlo.

Cuando el movimiento del péndulo se da por la parte frontal del cuerpo, se trata de emociones conscientes en la persona, por eso, simplemente charlar acerca de sus inquietudes puede suponer que la persona libere este bloqueo con mayor velocidad. En cambio, si el péndulo trabaja por la parte posterior del cuerpo, en la zona de la espalda, nos está indicando que las emociones que se están trabajando son de origen inconsciente.

Es posible incluso, que en la primera parte del trabajo, el PU trabaje la zona trasera y de pronto, cambie de zona y se dirija a la parte delantera a concluir el trabajo. Este tipo de movimiento, en la mayoría de las ocasiones nos muestra que la persona tiene una cierta información guardada a nivel inconsciente y que durante el trabajo, esta información se ha vuelto consciente. Puede ocurrir además que en este proceso, la persona recuerde una vieja historia o simplemente sienta la emoción que se está liberando con mucha intensidad.

Para ver este movimiento del péndulo de la parte trasera a la delantera, conviene trabajar con la persona sentada y con amplio espacio a su alrededor para que el radiestesista tenga sitio de moverse al ritmo que marque el PU y la energía de la persona. A medida que desarrolles tu sensibilidad, sientes, aún cuando la persona está tumbada, como la energía del PU trabaja en la zona trasera o en la delantera.

7.5.2 DIAGNÓSTICO POR CHACRAS

Cuando no existe un dolor ni físico, ni emocional, ni mental conocido, esta forma de diagnóstico puede ser un buen comienzo. Como ya hemos comentado en el capítulo 5, el cuerpo humano consta de siete chacras principales en el cuerpo.

También es muy útil cuando trabajamos alguna limitación concreta que la persona está viviendo. Identificar qué chacras y definir si se debe tratar la parte anterior o posterior de los mismos, nos ayuda a localizar la energía que está estancada o bloqueada, armonizarla o liberarla. Esta forma de diagnostico nos aporta mucha claridad acerca del bloqueo que pueda tener la persona respecto a un tema en concreto o respecto al momento de vida en el que se encuentre.

Pongamos un ejemplo:

Una mujer llega a la consulta diciendo que siempre se siente atraída por hombres que la rechazan. Ella lleva tiempo observando esta conducta suya y se da cuenta que fijarse en hombres que no se fijan o no se sienten atraídos por ella, le imposibilita la oportunidad de tener pareja. Ella siente que lleva puesto un "repelente para hombres" y sufre por ello.

Como radiestesistas debemos recordar que nuestras creencias (conscientes e inconscientes) producen unos pensamientos y según sean éstos, tendremos unas emociones que harán que actuemos de una manera o de otra. Así, sólo con lo que la mujer nos comenta, podemos suponer, que a nivel inconsciente ella carga con alguna creencia que le lleva a sentirse atraída por hombres que la rechazan en lugar de elegir hombres que sienten atracción por ella. Dicho de otra manera, ella tiene activo un radar que le lleva siempre a fijarse en hombres que no muestran interés por ella, es como si llevase colgado un cartel en la frente que pusiese escrito "Recházame" y los hombres que lo ven, así actúan. Gracias al PU podemos ayudarle a que se quite este cartel.

La creencia de que los hombres la rechazan se creó en su cabeza en algún momento de su pasado que ella no recuerda. Claro está, el origen de esta creencia se pudo dar de muchas maneras, se me ocurren algunos ejemplos:

- Ella crece en su familia viendo cómo a alguna mujer de su familia, madre, abuelas, etc.… la rechaza alguno de sus cónyuges y ella toma como valida esta información y la hace suya. Es una historia familiar que ella repite inconscientemente.

- Cuando ella era gestada en el vientre materno, en el momento en el que su padre se entera que ella está en camino, él se asusta y siente que no quiere tener esa hija; ella desde el vientre materno puede percibir el rechazo de su padre y como adulta repite esa situación de rechazo con otros hombres. Aunque pasado el susto, el padre se sienta feliz y bendecido por la llegada de la pequeña, en la memoria de ella queda inscrito el rechazo.

- Ella al nacer fue un bebe poco agraciado y algún hombre de la familia o el ginecólogo que la recibió dijo al conocerla que era fea. En ese instante, ella experimenta por primera vez el rechazo que posteriormente repite y le condiciona en su edad adulta.

- Cualquier vivencia que ella tuviera en su tierna infancia o juventud y que la impactara emocionalmente, validando así esta información.

- Ella experimentara vivencias de rechazo en vidas pasadas, experiencias que su alma tuvo cuando ocupaba otros cuerpos físicos antes que este.

- …..

Como veis, puede haber un sinfín de situaciones que a ella le hicieran pensar que merece ser rechazada por los hombres. Es habitual que una vez se forma la creencia, la persona viva muchas experiencias similares que hacen que esa creencia se vuelva más fuerte y solida. Nuestro reto con el PU es ayudarla a recordar esa vivencia para liberar el dolor emocional que esté asociado y dejar partir esa creencia. Si se consigue esto, es casi inmediato que esta mujer deje de atraer a este perfil de hombres. Podemos transformar nuestras vidas cuando descubrimos y transformamos nuestras creencias inconscientes. Lo afirmo con total rotundidad porque gracias al trabajo continuado sobre esta premisa, he construido la vida que hoy deseo vivir, mejorando mucho mi calidad de vida y de mis relaciones respecto a lo que vivía años atrás.

Volviendo al caso, testamos qué chacras hay que trabajar para encontrar el origen de por qué los hombres la rechazan. A veces con una sesión será suficiente y otras, en cambio, será necesario trabajar reiteradamente el tema en cuestión.

En un caso así, es habitual que el testaje nos indique que trabajemos sobre el cuarto chacra en su parte trasera y sobre el séptimo chacra. La lectura de este testaje puedes ser: hay un dolor emocional inconsciente guardado en su corazón y una creencia asociada a ese dolor. Para trabajar con el PU, testamos desde qué chacra comenzamos a trabajar y programamos el PU según el protocolo.

Mover la energía de estos chacras le pueden conectar con el recuerdo o con la emoción vivida en el pasado. En el momento en que la información se vuelve consciente es maravilloso ver cómo el péndulo se para inmediatamente. De no ser así, la energía se está armonizando y liberando suavemente para que con el tiempo y con varias sesiones, ella recuerde qué pasó y esta condición en su vida deje de repetirse.

Cada chacra nos aporta una información muy concreta, es por ello que realizar el diagnóstico previo al trabajo por este sistema, nos aporta información extra para identificar cuál es el origen del problema que estamos abordando.

7.5.3 DIAGNÓSTICO POR ÓRGANOS

Según la medicina china, cada órgano guarda una emoción concreta. Realizar un testaje para diagnosticar qué órganos están bloqueados energéticamente, nos ayuda a comprender qué emociones son las que están bloqueando a la persona en un cierto tema o momento de su vida.

Para profundizar en este tema de la medicina china, encontrareis varios libros en la bibliografía. En este apartado sólo quiero dejar una síntesis de las emociones asociadas a cada grupo de órganos, de manera que se convierta en una herramienta rápida de diagnostico y nos abra la puerta del trabajo energético con la persona.

Quiero aclarar que el hecho de que un órgano nos dé positivo en el diagnóstico, no significa que necesariamente esté dañado a nivel físico. Que el órgano salga en el diagnóstico implica que tiene una energía en desarmonía y que debemos ayudar a equilibrarla. En ocasiones, puede implicar también que esté dañado a nivel físico.

Los órganos que testaremos son:

- **ESTÓMAGO:** Se le asocian también el Bazo y el Páncreas. Este conjunto de órganos nos habla de **cómo se digiere la vida**. Cuando este órgano muestra desequilibrio indica que la persona no está pudiendo digerir algún suceso a nivel emocional, que está viviendo o haya vivido anteriormente. A este órgano en el PU se le asocia el color **Amarillo**.

- **PULMÓN:** Se le asocia también el Intestino Grueso. La emoción que guardan este grupo de órganos es la **tristeza** y el color que se le asocia en el PU es el **Blanco**. El pulmón es el órgano con el que se respira. La respiración es vida.

- **RIÑÓN:** Se le asocia la Vejiga. La emoción que lo bloquea es el **miedo**. Además, según la Medicina China, el riñón es el órgano que recibe la energía que proviene de los **ancestros**. Esta energía es imprescindible para que el sistema energético funcione adecuadamente. Por ello, es necesario que trabajemos en liberar cualquier bloqueo que se dé consecuencia de las herencias familiares, de forma que nuestro sistema energético esté nutrido y en armonía. El color que se le asocia en el PU es el **Negro**.

- **HÍGADO:** Se le asocia también la Vesícula Biliar. La emoción que bloquea energéticamente este grupo de órganos es la **rabia**. El color que se le asocia en el PU es el **Verde**.

- **CORAZÓN:** Se le asocia el Intestino Delgado. La emoción que guarda el corazón es el **dolor**. El corazón vive siempre en el presente, no entiende de pasado ni de futuro; así que cualquier dolor que haya experimentado en el pasado que no se haya liberado aún, el corazón lo revive constantemente hasta que lo comprende y lo libera. Él es quien guía nuestro camino de consciencia. La emoción que busca es la alegría. El color que se le asocia en el PU es el **Rojo**.

Después de realizar el diagnóstico, testaremos qué órgano es el primero que debemos trabajar en caso de que surjan más de uno. Y una vez definido, podremos aplicar el color asociado a él en primer lugar, concretando claro está, el meridiano y el nudo. También podremos trabajar sobre ese órgano como de costumbre, eligiendo el color, meridiano y nudo más apropiado para cada momento.

Cuando en el diagnóstico nos aparezca el riñón como órgano a trabajar y además el trabajo marque que lo hagamos desde el color negro, el cuerpo nos está dando dos indicadores para pensar que se está liberando una energía relacionada con los ancestros. Si al empezar a moverse el PU, este nos lleva a un par de metros o tres de distancia, es casi con seguridad que estamos trabajando la energía ancestral. En caso de tener certeza de ello, le podemos hablar a la persona acerca de sus abuelos y abuelas. Siempre que motivamos al dialogo de una manera acertada y respetuosa, apoyamos a que la persona recuerde antes la información que aguarda en su inconsciente a ser liberada.

7.5.4 DIAGNÓSTICO POR CAMPO ENERGÉTICO

Realizar este diagnóstico es sencillo y a la vez, muy explícito en la información que nos aporta. Simplemente testamos, una a una, cuáles de las capas que componen el campo energético debemos trabajar.

PRIMERA CAPA: CUERPO ETÉRICO

En esta capa se ve reflejada la salud o enfermedad del cuerpo físico. Es una capa importante a trabajar y recomiendo, independientemente de la forma de diagnostico que hayamos elegido, que se revise antes de dar por terminado el trabajo.

En ocasiones esté mallazo presenta roturas o fisuras, lo que supone fugas energéticas para la persona. Estas fugas se traducen en una pérdida de vitalidad y pérdida de energía en el campo. Debemos trabajar con intención de cerrarlas, sellarlas o coserlas. Así es la manera de repararlas y de que la energía del campo se mantenga. Es necesario revisar al de unos días si estas fugas se han vuelto a abrir o están selladas definitivamente. En muchas ocasiones, este tipo de trabajo requiere de varias sesiones.

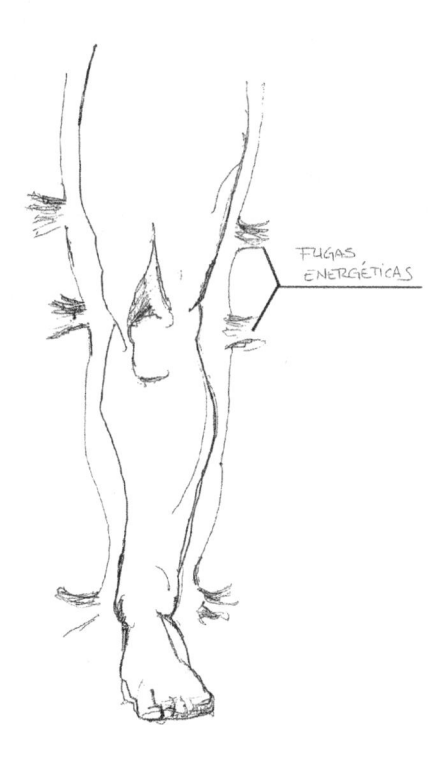

SEGUNDA CAPA: CUERPO EMOCIONAL

Cuando el diagnostico apunte a este campo claramente está indicando que el sistema emocional de la persona se encuentra alterado. Es habitual que la persona diga que se encuentra serena y tranquila y sin embargo, salga este campo a trabajar. En ocasiones, vivimos tan anestesiados de nuestras emociones que ni nos enteramos qué ocurre con ellas. Este es un estado peligroso y desafortunadamente, habitual. Como asesora emocional, mi trabajo es sembrar consciencia y acompañar a la persona a sentir sus propias emociones y aprender a gestionarlas.

Una forma de abordar el trabajo en este campo puede ser, testar qué emociones son exactamente las que se deben trabajar (Ver tabla en el apartado 7.5.1). Una vez identificadas cuáles son las que están desarmonizando el campo, testaremos en este grupo menor, cuales son las prioritarias para trabajar. Una vez elegidas, seguimos el protocolo del PU para elegir los puntos de trabajo y realizarlo.

TERCERA CAPA: CUERPO MENTAL

El mundo de las creencias, pensamientos e ideas es muy poderoso energéticamente. Las preocupaciones, las incertidumbres, las dudas, etc.… generan una especie de neblina en este campo que carga la zona y nos hace sentirnos pesados. Cuando limpiamos esta capa, la persona enseguida siente alivio y ligereza. En ocasiones hay tanta energía condensada en él que pueden hasta darse dolores de cabeza y otro tipo de sensaciones de cargazón en esa zona.

Las creencias también se alojan en este campo. Cuando trabajo con ellas las siento como fuertes densidades de energía y al ser extirpadas del campo, la persona puede sentirse descolocada durante unos minutos. Durante este proceso es común que la persona tenga una sensación de fuerte calor en el interior de la cabeza. Otra forma de trabajar estas densidades de energía es deshacerlas poco a poco con el PU en varias sesiones. Esta forma es menos molesta para la persona.

CAPAS CUARTA A SÉPTIMA: CUERPO ASTRAL Y CUERPO ESPIRITUAL

A medida que vayas tomando experiencia y tu corazón aumente su vibración, podrás ir accediendo a estas capas.

Si el testaje indica trabajo en el **cuerpo astral** recuerda que está hablando del corazón. El corazón tiene como características guardar el dolor y vivir en el presente. De esta manera, trabajar en este campo nos permite liberar situaciones dolorosas del pasado, que el corazón reconoce como actuales, independientemente de cuándo hayan ocurrido.

Trabajar el **cuerpo espiritual** indica información antigua de la existencia de la persona. En esta parte se alojan las emociones o creencias relacionadas con el sistema familiar de la persona. También la información de vidas pasadas que dejan huellas en el campo. En todos los casos, siempre es información que condicionan de alguna manera al individuo y despertarla y liberarla puede repercutir muy positivamente en la persona. Además en este cuerpo se recoge mucha más información que no es objeto de este libro.

8

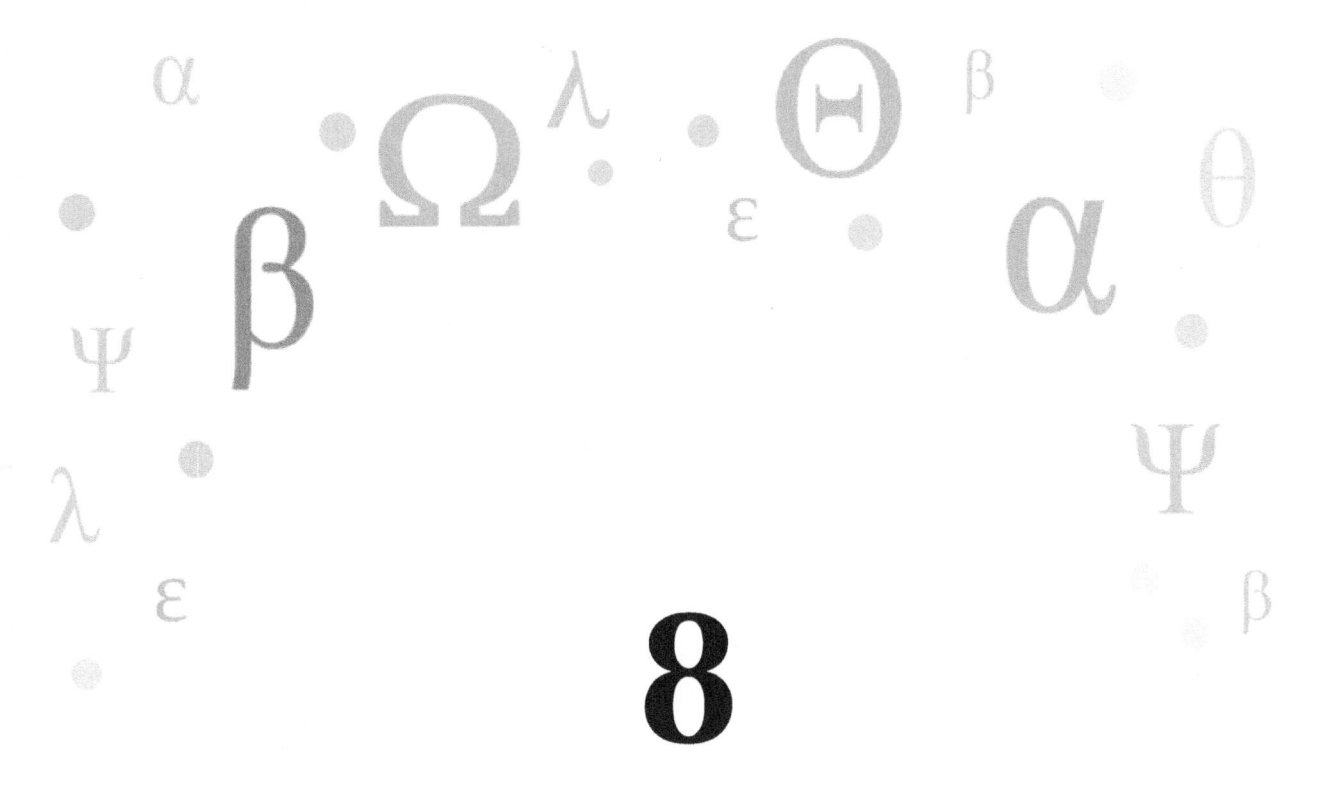

INTERPRETACIÓN DE LOS MERIDIANOS, LOS NUDOS Y LOS COLORES

La observación de cómo trabajar con el PU ha sido obra de Mika Widmanska y de sus largos años de estudio, experiencia y dedicación. A día de hoy, seguimos observando nuevas posibilidades de trabajo. El planeta está en constante cambio y la civilización en sí está en un proceso fuerte de apertura de consciencia y evolución. No te limites en ningún momento cuando trabajes con el PU, abre tu corazón y siente qué está ocurriendo durante el proceso de trabajo, puede ser que lo que sientas, no esté recogido en estas páginas y sin embargo sea real. Las pautas que te indico a continuación son orientativas, tendrás que saberlas integrar para cada caso de trabajo y la llave para hacerlo, es tu propio sentir y el arte de la observación. Por supuesto acudir a algún curso de PU te será también de ayuda. En mis cursos hago muchos ejemplos en la camilla para que podamos aprender a identificar la energía y su movimiento en cada proceso, sin duda, la práctica y el dialogo con la persona mientras trabajamos, son también importantes herramientas para la comprensión de este punto.

8.1 ¿QUÉ NOS INDICAN LOS MERIDIANOS?

Como ya hemos comentado, el PU cuenta con tres meridianos:

Meridiano eléctrico: Cuando el resultado de los testajes es trabajar con el meridiano eléctrico, el PU indica que el trabajo que se va a realizar está relacionado con la **energía masculina**.

Esto puede estar indicando, si trabajamos con una mujer, que ella tenga algo que resolver con el género contrario, bien porque esté liberando una situación concreta con algún hombre de su familia (padre, hermanos, ancestros, etc.) de su vida amorosa pasada o presente, o de algún hombre con el que guarde algún otro tipo de conflicto. En ocasiones también está indicando que tiene algo que resolver con su propia energía masculina.

Si trabajamos con un hombre, hacerlo desde el meridiano eléctrico indica que se está armonizando una energía que está relacionada con algún varón de su familia (padre, hermanos, ancestros, etc.) o bien que se está armonizando la relación con él mismo o con algún hombre con el que guarde algún otro tipo de conflicto.

Meridiano magnético: Al trabajar con este meridiano el PU indica que el movimiento está relacionado con la **energía femenina.**

Al igual que en el caso anterior, marcaremos diferencias dependiendo de si estamos trabajando con una mujer o con un hombre. En el primer caso, cuando trabajamos con una mujer, el meridiano magnético nos indica que existe conflicto con la energía femenina, puede ser que haya algo pendiente de resolver con su madre, con las abuelas, con las hijas o con alguna amiga. También puede darse el caso que el conflicto lo tenga una consigo misma. Si trabajamos con un hombre, el PU nos está indicando problemas en las relaciones sentimentales con las mujeres o bien conflicto con alguna mujer de su familia, etc.

Meridiano ecuador o electromagnético: El meridiano ecuador es la suma de la energía magnética y de la energía eléctrica así que, en este caso, el PU indica que hay algo que resolver en las relaciones. El conflicto está entre lo masculino y lo femenino.

Por suerte, para todos los casos, el color y el nudo nos indicarán más información sobre lo que la energía está trabajando en cada momento.

8.2 ¿QUÉ NOS INDICAN LOS NUDOS?

Al igual que los meridianos, cada nudo nos aporta cierta información que en muchos casos puede sernos de gran utilidad para comprender qué proceso energético se está desarrollando. A cada nudo se le asocia con la energía femenina, masculina o con la relación entre ellas.

Primer nudo: El trabajo que se desarrolla desde el primer nudo implica, en muchas ocasiones, el movimiento de la energía masculina. Desde este nudo es desde donde el PU acompaña la energía más sutil, es decir, la más poderosa. Este nudo está relacionado, a su vez, con el meridiano eléctrico.

Segundo nudo: En este caso el PU resuena, en muchas ocasiones, con la energía femenina. Así pues, este nudo está relacionado con el meridiano magnético.

Tercer nudo: El trabajo que se desarrolla desde este nudo está relacionado tanto con la energía masculina como con la femenina. Por eso, la mayoría de las veces, nos estará indicando que el trabajo se realiza en la relación entre ellas. Está por supuesto relacionado con el meridiano ecuador.

8.3 ¿QUÉ NOS INDICAN LOS COLORES?

Cada uno de los colores puede tener diferentes interpretaciones. Serán las condiciones que acompañen el trabajo las que nos permita entender en que aplicación concreta estamos. El color nos aporta mucha información; debemos reconocer que cuando el PU trabaja en el cuerpo etérico cada color tiene unas aplicaciones y cuando lo hace en otras partes del campo energético, tiene otras interpretaciones diferentes. Además de la información que aquí detallo, puede que surjan otras opciones diferentes. A medida que tu capacidad de sentir aumente, podrás reconocer e interpretar los colores tú mismo. Algunas de las lecturas que podemos darles a los colores son las siguientes:

COLORES VISIBLES:

ROJO:

- A nivel físico es el color del sistema circulatorio.
- Es ideal para aumentar la vitalidad. Cuando alguien se encuentra cansado o fatigado, es el color por excelencia para que la energía se restaure. Lo podemos utilizar para "recargar la batería" cuando ésta se encuentra en mínimos, es decir, cuando nos sentimos cansados o fatigados
- Se puede aplicar cuando existe inflamación por golpes.
- También aplicable para energías muy densas y pesadas de cualquier tipo. Es un color que ayuda a disolver incluso la energía que se siente como cristalizada (siempre que se trabaje de manera constante).
- A nivel emocional, permite despertar memorias muy antiguas y ancladas para que afloren y posteriormente liberarlas.
- Aporta calor al campo energético.
- Es un color relajante.
- También es útil para las personas que no están bien anclados a la tierra, les ayuda a "aterrizar", a sentirse más arraigados a este plano físico.

NARANJA:

- A nivel físico es un color muy adecuado para trabajar tanto el sistema respiratorio como el reproductor.

- Es una energía similar a la que nos ofrece el sol. Por ello, es magnífico trabajarlo para aumentar la energía vital. Es muy frecuente utilizarlo también en plantas.
- A nivel emocional permite relajar y liberar el dolor consciente de situaciones o vivencias presentes.
- Aplicado de manera continuada en personas con depresión, ayuda a que la negrura que esta produce, se disuelva. Aumenta el tono vital y libera la angustia interna si existe.
- Estimula la creatividad cuando se aplica en el campo mental.
- Favorece la sexualidad y ayuda a disolver cualquier bloqueo que exista en este área, sea a nivel físico o emocional.
- Al igual que el rojo, es un color que se aplica para disolver estancamientos energéticos y calentar el campo.

AMARILLO:

- A nivel físico es ideal para trabajar el aparato digestivo.
- A nivel emocional ayuda a disolver y liberar los miedos de tipo consciente.
- Es útil cuando la persona tiene que digerir emocionalmente alguna situación que le cuesta aceptar.
- Aporta fuerza emocional y confianza.

VERDE POSITIVO:

- A nivel físico es adecuado para trabajar el corazón y el sistema circulatorio.
- Relaja el sistema nervioso central.
- Es un color limpiador.
- A nivel físico actúa desinfectando, desparasitando, etc. Es ideal para hacer tratamiento y eliminar bacterias y hongos de cualquier parte del campo energético. También aplicable en caso de virus e infecciones.
- A nivel emocional, libera el dolor consciente. Calma, refresca y permite que la persona conecte con el fuego transformador del corazón, acompañándole en el camino del perdón y la compasión.
- En muchas ocasiones es el mejor aliado para trabajar con niños y ayudarles a procesar cualquier información emocional.

AZUL:

- A nivel físico es muy adecuado para trabajar el sistema nervisoso central y la zona de garganta.
- Regenera, limpia y ordena la energía a nivel físico.
- A nivel mental relaja el pensamiento.
- Facilita la comunicación y rompe los bloqueos que la persona tenga en este área.
- Ayuda cuando emocionalmente hay conflicto con la autoridad y/o temas pendientes de resolver con la figura paterna.
- Es un color muy útil en procesos febriles.
- Favorece la concentración.

ÍNDIGO:

- A nivel físico es un color antiinflamatorio.
- Útil para la regeneración de cualquier tejido u órgano del cuerpo físico.
- Favorece la intuición.
- Ayuda con la ruptura de creencias insanas favoreciendo la reestructuración mental.

VIOLETA:

- A nivel físico es un color regenerador y relajante.
- A nivel mental rompe viejas estructuras de pensamientos y creencias y favorece la reestructuración mental. Ayuda en cualquier proceso relacionado con lo mental.
- Relaja el pensamiento.
- Es el color de protección por excelencia.
- Ayuda en cualquier tipo de transmutación emocional o mental.
- Es un color habitual de cierre de sesión ya que sella, regenera y protege.

COLORES INVISIBLES:

La aplicación del Rojo y el Violeta es idénticamente la misma en su parte visible que invisible.

INFRARROJO:

- A nivel físico trabaja el sistema muscular.
- Es un color que relaja y ayuda a descontracturar lo físico. También calienta.
- Es ideal para trabajar cualquier tipo de inflamación.
- A nivel emocional deshace la información antigua y permite sacarla a la luz. Deshace la coraza para así poder recordar la información dolorosa. Facilita preparar el camino para poder más tarde liberar el dolor inconsciente. Es muy adecuado cuando se siente la energía como si fuese una costra dura. En este caso, este color permite ir poco a poco deshaciéndola para finalmente sanar la vieja información.

NEGRO:

- Ayuda a liberar la carga ancestral. En el siguiente capítulo abordaremos con más profundidad este tema.
- Favorece también la armonización y liberación de la negatividad que la persona cargue en su campo energético, independientemente de su origen.
- Es un claro indicador de la existencia de miedo inconsciente.

VERDE NEGATIVO:

- A nivel físico es adecuado para trabajar el corazón y el sistema circulatorio.
- Es ideal para trabajar cualquier enfermedad que esté causando desorden celular.
- A nivel emocional es un claro indicador de la existencia de dolor inconsciente. Es un color que se usa muy habitualmente y ayuda a la persona a conectar con sus emociones mas ocultas, hacerlas conscientes y liberarlas. Tras un proceso emocional así, la persona suele sentirse más ligera y a veces se queda con la sensación de haber soltado un peso enorme que estaba cargando y una ligera sensación de cansancio.
- Al igual que el verde positivo, este color se aplica para la eliminación de bacterias, hongos, virus e infecciones.
- Es un color relajante a nivel físico, emocional y mental.

BLANCO:

- A nivel físico es adecuado para trabajar en el sistema óseo.
- Es un color limpiador de cualquier energía.
- Fomenta la comunicación.

- Es equilibrador para cualquier chacra o zona del campo que se encuentre en desarmonía.
- Muy usado para cerrar la sesión y sellar el trabajo.

ULTRAVIOLETA:

- A nivel físico facilita el crecimiento y la regeneración celular.
- Es un color especialmente para recuperar del inconsciente información muy antigua como puede ser la relacionada con nuestra propia etapa de concepción, gestación y nacimiento así como la relativa a vivencias anteriores a esta experiencia física.
- Aporta vitalidad.
- También es útil en casos de estrés mental.

9

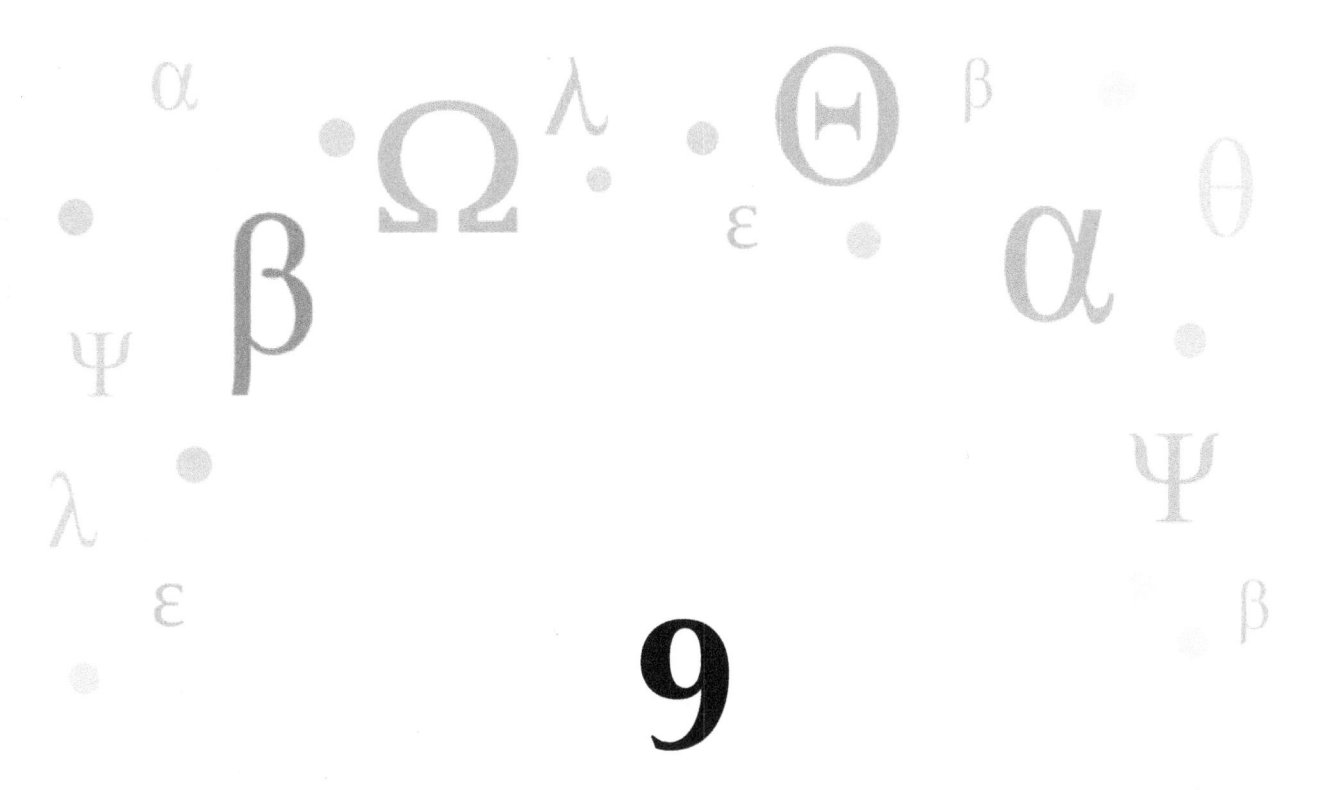

DESARROLLOS COMPLETOS DE TRABAJO CON EL PU

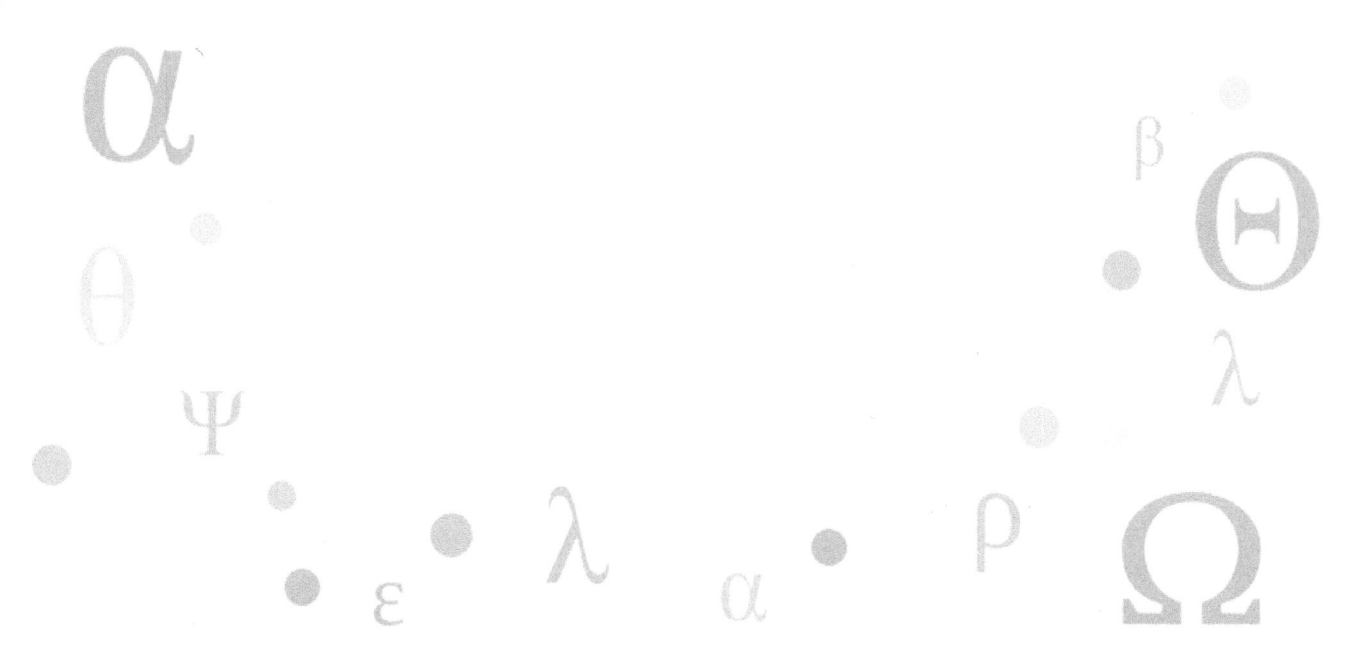

En este capítulo vamos a explicar de manera completa trabajos concretos con el PU que tengo costumbre de realizar en los cursos y en las sesiones individuales. Gracias al diagnóstico, a observar desde qué distancia trabaja el PU y con qué frecuencia energética se mueve, podemos saber qué energía es la que estamos armonizando. Por supuesto, además de la información que el PU nos aporta, hay que tener en cuenta siempre tu propia intuición y tu sentir.

Aprendí estos trabajos observando a Mika. Además, desde que comencé a practicar y posteriormente a impartir mis propios seminarios, el conocimiento ha ido creciendo progresivamente. Si en algún momento tenéis oportunidad, os recomiendo que nos visitéis en alguno de nuestros cursos. Ver cómo trabaja otro profesional ayuda a integrar el conocimiento y a darte seguridad en lo que estás haciendo de manera individual.

Ten por seguro que cada vez que trabajes con el PU un sinfín de posibilidades se abre ante ti. Es importante que estés atento y conectado con tu sentir. Además, si trabajas con el diagnóstico de chacras recuerda qué información guarda cada uno de ellos. Los diagnósticos ya nos dan pistas de qué tema se va a abordar. Cuando comiences a trabajar pon atención a qué colores, meridianos y nudos empleas en cada procedimiento, ya que estos parámetros también aportan información acerca de la energía que se está liberando. De igual modo, si usas el diagnóstico de órganos según la Medicina China, ten clara qué emoción está asociada a cada órgano. Si tienes dudas en algún momento o varias opciones rondan tu cabeza, siempre puedes parar el trabajo y testar cual de las opciones es la que se está desarrollando.

9.1 LIBERACIÓN DE LA ENERGÍA ANCESTRAL

Según la Medicina China armonizar y ordenar la energía que recibimos por parte de nuestra familia es una de las claves más importantes para que nuestro sistema energético funcione adecuadamente. Todos cargamos con informaciones inconscientes que son heredadas de nuestras familias: dolores emocionales que nuestros antepasados vivieron y no fueron capaces de gestionar, creencias limitantes acerca del amor, del dinero, de la salud u otros conceptos esenciales de vida, experiencias o vivencias traumáticas, etc. Este tipo de información, si ellos no la procesaron adecuadamente, es una información energética que se hereda de generación en generación, al igual que ocurre con el ADN. Esta información, estará en el sistema familiar hasta que alguno de los miembros tome consciencia de ella, la bendiga y la libere.

La teoría de los campos Mórficos de Rupert Sheldrake asegura que **"Cada especie animal, vegetal o mineral posee una memoria colectiva a la que contribuyen todos los miembros de la especie y a la cual conforman"**. Si aplicamos esta teoría al clan familiar, cada familia tiene su propia memoria colectiva a la que todos sus miembros están conectados. Todos los miembros tienen acceso a esta información. Es por esta memoria colectiva por lo que tenemos información incluso de miembros de nuestra familia a la que ni tan siquiera conocimos: **formar parte del colectivo implica conocer las experiencias que nuestros ancestros vivieron.** En ocasiones, esas memorias limitan de alguna manera nuestra experiencia de vida actual. Así, cuando un miembro del colectivo aprende una nueva habilidad, cambia una creencia del sistema o libera un dolor emocional del inconsciente colectivo, el resto de miembros de la familia, pueden aprender con más facilidad esa nueva condición ya que la habilidad aprendida, resuena con cada uno de ellos, sin importar si se encuentran en el mismo espacio- tiempo.

El trabajo con el PU nos permite tomar consciencia de la información que está contenida en el Campo Mórfico, liberarla en los casos que sea necesario hacerlo y dejar una nueva información más saludable y menos limitante para la persona que forma parte del colectivo. Este tipo de aportaciones favorece al clan completo.

> *"Cada especie animal, vegetal o mineral posee una memoria colectiva a la que contribuyen todos los miembros de la especie y a la cual conforman".*
>
> *Rupert Sheldrake*

En ocasiones, al realizar el **diagnóstico por chacras**, éste indica que se debe trabajar el segundo y el séptimo chacra en su parte inconsciente, es decir, los chacras negro y violeta. La interpretación que podemos dar a éste diagnóstico, a falta de ver con qué frecuencia de color trabaja el PU, es que vamos a trabajar una creencia inconsciente que genera miedo, también inconsciente, en la persona que recibe el tratamiento. Cuando elijamos el color, meridiano y nudo, si el resultado es **color Negro y tercer nudo** y además cuando el PU empiece a moverse, éste se desplaza a la zona de los campos astral y espiritual, es muy probable que el trabajo que estemos realizando tenga que ver con la energía ancestral. La interpretación que podríamos dar es la siguiente: el trabajo que se desarrolla es para liberar una **creencia inconsciente** (séptimo chacra) que proviene de sus ancestros (segundo chacra) y la persona con la que trabajamos la carga y reconoce como válida limitando algún área de su vida.

Si en lugar de segundo y séptimo chacra, el diagnóstico indica segundo y cuarto chacra y el PU toma movimiento, al igual que en el caso anterior, en el campo astral con el color Negro y el tercer nudo, la interpretación que podríamos dar es que existe una **emoción inconsciente** que guarda el corazón de quien recibe el trabajo y que carga de algún ancestro.

Cuando realizamos el **diagnóstico por órganos** y sale a trabajar el riñón puede estar indicando que debemos trabajar la energía ancestral. Además si el testaje para conocer desde qué frecuencia trabajamos sale color Negro, tercer nudo y el PU toma movimiento en los campos astral y espiritual, es casi seguro que el trabajo a desarrollar éste relacionado con éste tipo de energía.

Cuando el péndulo trabaje con **color negro y tercer nudo en el campo astral** es un claro indicador de que estamos liberando energía ancestral. En ese momento es ideal preguntarle a la persona que recibe el tratamiento acerca de sus abuelos y de la historia de su familia. Si el PU trabaja con el meridiano magnético le preguntaremos por las abuelas, si lo hace desde el meridiano eléctrico le preguntaremos por los abuelos y si lo hace desde el campo ecuador le preguntaremos por la relación de pareja de los abuelos con las abuelas. Es común que en esos momentos la persona recuerde que cierta pauta de comportamiento que él manifiesta en la vida sea idéntica a la que manifestaba algún otro miembro de la familia. El PU ayuda a hacer éste tipo de toma de consciencia necesaria para vivir más libre y más en paz. Además, estos desbloqueos permiten que podamos recibir la energía que los ancestros nos transmiten, sirviéndonos de fuerza y empuje para avanzar con confianza.

Si la persona a la que estamos tratando consigue darse cuenta que está repitiendo el patrón de algún miembro de la familia, o bien que está cargando con una emoción que su ancestro vivió y no tiene cabida ya en su vida, es magnífico ayudarle no sólo con el PU sino también con palabras a que se produzca la liberación energética. Mientras el PU está en movimiento, pídele a la persona que repita en voz alta estas palabras de Mika Widmanska:

"Ancestros, bendigo mi energía ancestral.
Le doy lugar en mi vida con Amor y Gratitud y cualquier cosa que yo viva,
sabiendo que viene de mi inconsciente o de mis antepasados,
yo la hago presente, la bendigo y la agradezco.
Ancestros, soy libre de vuestro dolor.
Desde hoy y para siempre, sólo Amor nos une."

Mika Widmanska

Son muchas las ocasiones en que, justo cuando la persona acaba de decir estas palabras en voz alta, el PU se para de repente. Eso es señal inequívoca de que la liberación energética ha finalizado y que hemos realizado un excelente trabajo.

Sin duda recomiendo que dibujes tu árbol genealógico y que hagas este ejercicio de liberación con cada miembro de tu familia. Trabaja primero con tus cuatro abuelos y luego con los bisabuelos. Pon la intención de liberar aquellas cargas que lleves de cada uno de ellos y testa desde qué color, campo y nudo lo debes hacer. Cuando el PU tome movimiento, siente tu cuerpo y tus emociones, te puedes sorprender de la de experiencias que se pueden tener. Si consigues identificar la historia que tu antepasado vivió o la emoción que sintió, adelante, repite en voz alta las palabras de Mika. Si no consigues identificar nada en concreto, da igual, confía en que la energía está realizando el trabajo y repite también las palabras de Mika en voz alta. Trabajar con todos los miembros de tu familia es necesario para vivir más en tí y más conectado a tu autentica esencia, dejando atrás los condicionamientos familiares limitantes.

"Trabajar con todos los miembros de tu clan es necesario para vivir más en ti y más conectado a tu autentica esencia, dejando atrás los condicionamientos familiares."

9.2. LIBERACIÓN DE INFORMACIÓN DE VIDAS PASADAS

Este tema de las vidas pasadas es uno de los tópicos más polémicos que rodea la espiritualidad. ¿Existen de verdad las vidas pasadas? Por si aún no has oído hablar de éste tema, cuando hablamos de vidas pasadas nos referimos a cualquier otra existencia que tu alma haya experimentado en otro cuerpo físico antes de nacer y encarnar en éste cuerpo que ahora ocupas. Últimamente he estudiado la "Teoría del desdoblamiento del tiempo y el espacio" del Dr. en Física Jean Pierre Garnier. Él asegura, en base a la no linealidad del tiempo de la que ya hablaba Einstein, que además de existir otros planos, un doble idéntico a cada uno de nosotros vive simultáneamente esas otras realidades y niega la existencia de otras vidas pasadas. En definitiva, no quiero entrar en éste tema tan polémico, pero lo que sí puedo asegurar es que en ocasiones tenemos recuerdos y memorias de situaciones que parece que ya hemos vivido. Para mí lo importante no es defender si esto es real o no, lo que de verdad me importa es que nuestro cuerpo y nuestro campo energético liberan unas informaciones limitantes ancladas en nuestro inconsciente. Si las experiencias o vivencias que recordamos para liberarlas son reales o son fruto de nuestra propia imaginación, francamente, me importa poco. Lo esencial para mí aquí es que esa información limitante es liberada y en consecuencia nuestra experiencia vital transforma y mejora.

En éste tema de vidas pasadas hay dos referentes que están dedicando su vida al estudio de estas experiencias: Brian Weiss y José Luis Cabouli. Encontrarás algunas de sus publicaciones en la bibliografía recomendada. También encontrarás bibliografía de Garnier.

El trabajo de liberación de información de vidas pasadas con el PU es bien sencillo y la manera de identificarlo también. Si después de diagnosticar, el PU pide trabajar con **color ultravioleta, tercer nudo** y al poco de comenzar el trabajo me lleva el movimiento a la **zona de los cuerpos astral y espiritual**, entonces, es casi seguro que la información que estamos liberando esté relacionada con alguna experiencia de una vida pasada. Recuerda que el color ultravioleta es el que ayuda a recordar la información antigua y que el tercer nudo marca también esa condición de información antigua.

A medida que el PU trabaja, la persona va despertando sensaciones, emociones y en ocasiones hasta vive lo ya anteriormente experimentado. Deja que el PU trabaje y ayuda a la persona, en la medida de lo posible, a que se relaje y deje partir la experiencia. Si ella toma consciencia de que se está liberando es casi seguro que pueda reconocer que la experiencia liberada es similar a otras situaciones que haya vivido en este plano físico.

10

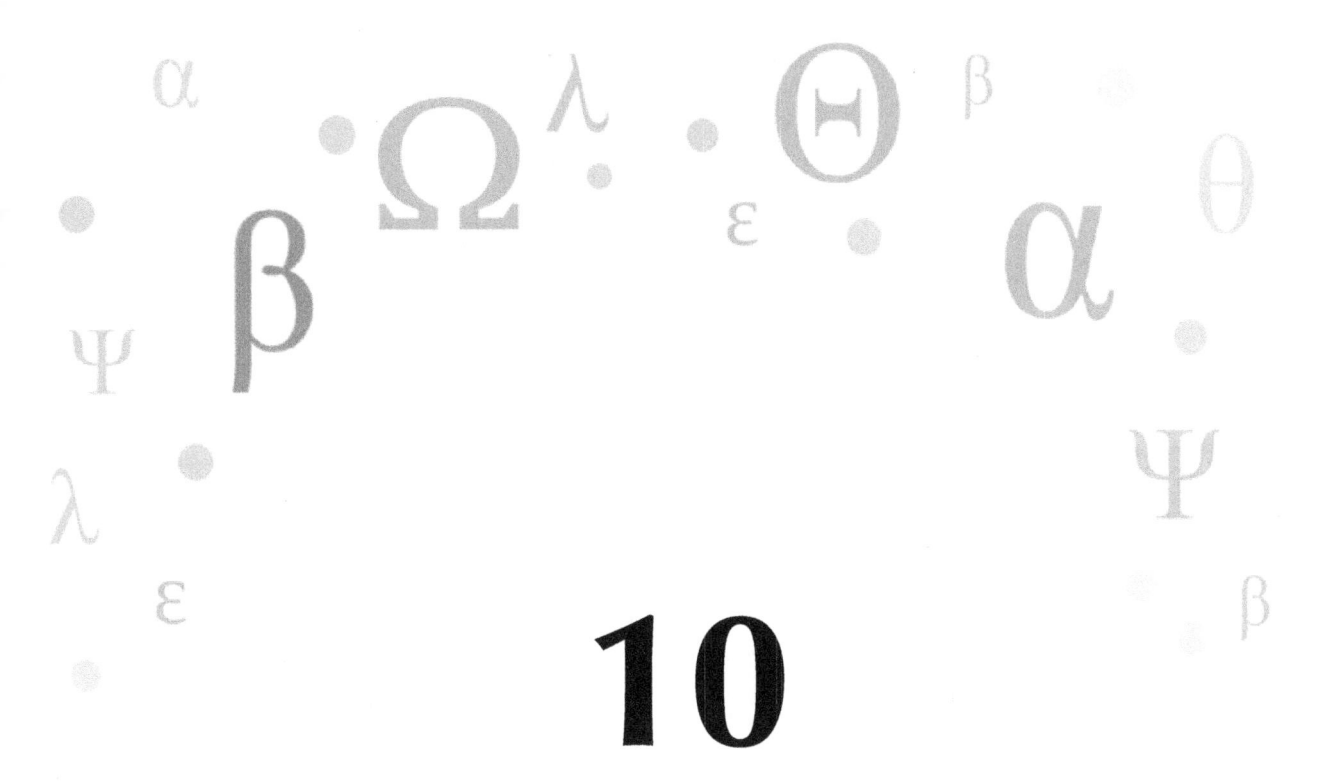

TRABAJOS CON ANIMALES, PLANTAS, ESPACIOS Y A DISTANCIA

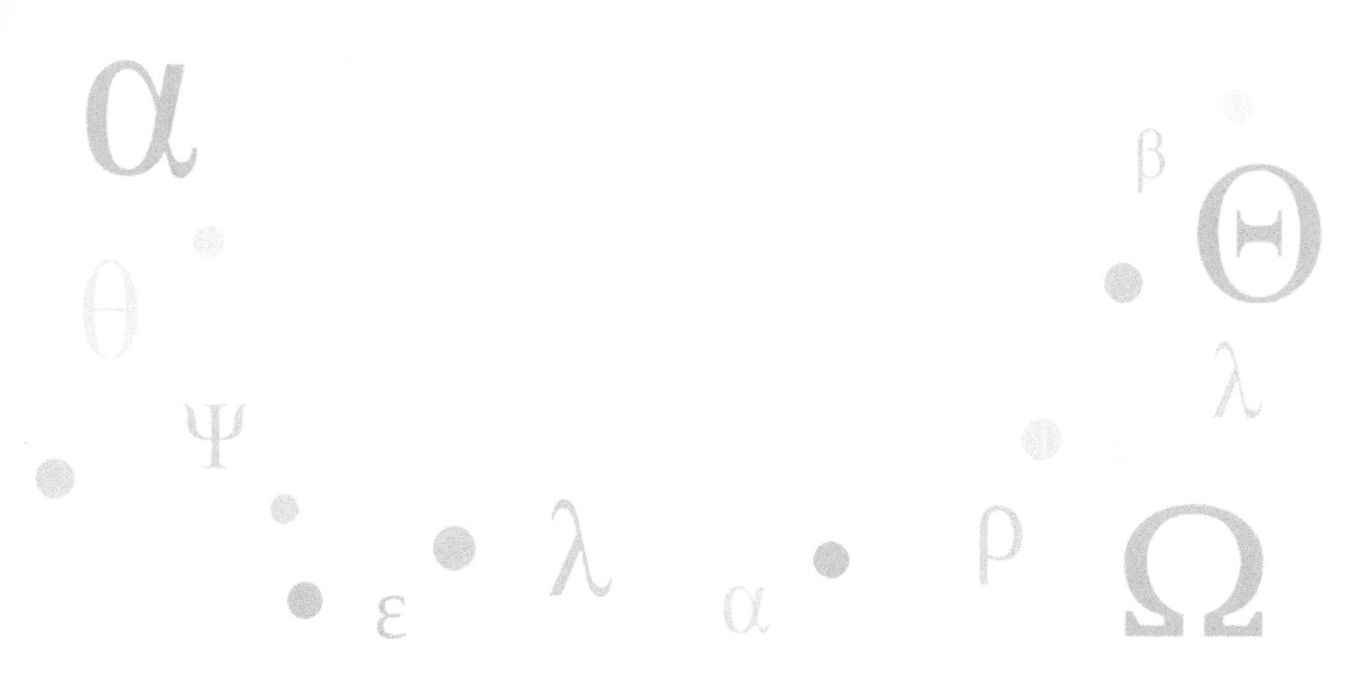

10.1 TRABAJO CON ANIMALES

Los animales son seres divinos que nos ayudan a crecer en consciencia y amor. Es una bendición poder convivir con ellos y apoyarles cuando ellos lo requieren.

Trabajar con el PU es la oportunidad de ayudarles con trabajo energético. Ellos son seres mucho más sensibles que nosotros con éste tipo de tratamientos. Al igual que en el caso de las personas el trabajo energético no sustituye el consejo médico, con los animales, el trabajo con el PU no sustituye el consejo veterinario.

"El trabajo con el PU no sustituye el consejo veterinario."

Cuando trabajemos con ellos, la mayoría de las ocasiones tendremos un diagnóstico de tipo físico o emocional. En otras palabras, tendremos claro el trabajo que queremos realizar, la intención. Así, **para trabajar con ellos seguiremos el protocolo del PU usándolo para elegir el color, meridiano y nudo con el que trabajar.** Usaremos tantos colores como sean necesarios para realizar el trabajo y posteriormente testaremos si debemos cerrar la sesión. Repetiremos tantas sesiones como sean necesarias y testaremos el número y la frecuencia de sesiones para cada caso.

Adoro el Reino Animal y son muchas las veces que mis clientes me piden apoyo para sus mascotas. Trabajo sus malestares con el PU y en muchas ocasiones les recomiendo también tomar esencias florales. En el caso de los animales siempre testo qué esencias deben tomar y os aseguro que es fascinante descubrir la riqueza emocional que ellos tienen.

Mi hermana Begoña está desarrollando la capacidad de comunicarse telepáticamente con los animales. Es extraordinario ver como desde una sana comunicación a través del corazón ella puede entender sus malestares y apoyarles con ellos. La combinación de estas tres formas de trabajo es muy efectiva: Comunicación, PU y esencias florales.

10.2 TRABAJO CON PLANTAS

Al igual que el trabajo con animales, el trabajo con plantas es muy agradecido. Podremos ayudarles a que crezcan más sanas y fuertes así como a que las plagas de insectos y otros malestares. En cuanto alguna de mis plantas se comienza a poner mustia, comienzo a trabajar con el PU con la intención de que restaure la vitalidad y la armonía en ella.

Al igual que con las personas y animales, seguiremos el protocolo para definir desde qué color, meridiano y nudo debemos trabajar para la intención deseada.

Uno de los colores que ellas más agradecen es el naranja, sobre todo en las épocas o lugares de poca luz ya que esta frecuencia se comporta de manera similar a la luz solar.

10.3 TRABAJO EN ESPACIOS

En los espacios se pueden desarrollar principalmente dos tipos de trabajos. Por un lado, limpiezas energéticas y por otro, grabar el espacio con un mensaje en el ambiente. Ambos propósitos suelen ser sencillos de practicar y es sin duda una muy buena manera de ir tomando práctica con el PU.

Limpiezas energéticas: Esta acción consiste en limpiar y armonizar el espacio que deseemos trabajar. Podremos hacerlo en las viviendas, oficinas o cualquier otro sitio que frecuentemos. Para realizarlo basta con seguir el protocolo del PU. Una vez te encuentres físicamente en el espacio elegimos el color, meridiano y nudo deja que el PU tome movimiento. Él mismo nos guiará por las zonas del espacio donde exista energía densa o estancada. Cuando pare, testaremos si es necesario un nuevo color.

Grabar el espacio con un mensaje: Después de limpiar bien el espacio tengo costumbre de dejar un mensaje grabado en el ambiente. Se trata de que generemos una energía más amorosa y prospera en el lugar que hemos limpiado. Por ejemplo, en una vivienda suelo grabar el mensaje de "Amor, Prosperidad y Buena Comunicación" Si se trata de un negocio suelo grabar "Amor, Prosperidad y Disfrute". Si en el espacio hay conflicto entre las personas que lo habitan, dejo un mensaje especifico para el problema que tengan. Hacerlo es tan sencillo como testar desde que color, meridiano y nudo tenemos que trabajar para dejar ese mensaje grabado.

La finalidad de este trabajo es dejar un buen ambiente. Te recomiendo que practiques con ello, te sorprenderá cuanto pueden mejorar las relaciones entre las personas que conviven en ese espacio y como puede mejorar la prosperidad en esos negocios. El hecho de cambiar la energía del espacio nos lleva a sentirnos más cómodos en ellos.

10.4 TRABAJOS A DISTANCIA

Éste es un tema que siempre despierta mucho interés a los radiestesistas ya experimentados. Muchas veces los alumnos me preguntan cómo realizar el trabajo a distancia y si este es efectivo. Mi respuesta es afirmativa. Los trabajos a distancia son efectivos; Ahora bien, éste tipo de trabajos requiere de experiencia y de entrenamiento.

La magia del Cosmos nos permite que la energía de una persona, animal, espacio o cosa se haga presente cuando la llamamos. Así, un radiestesista experimentado puede saber dónde hay aguas subterráneas en un terreno sin necesidad de visitarlo o bien descubrir los bloqueos energéticos en el campo de una persona sin necesidad ni tan siquiera de estar en la misma sala que ella.

Yo comencé a realizar trabajos a distancia desde la actitud más escéptica que puedas imaginar. Por años estudié ciencias y eso volvió mi mente muy cuadriculada y analítica. Éstas son dos excelentes condiciones cuando ejerces como Ingeniera Técnica Industrial como era mi caso. A raíz de conocer la radiestesia abrí mi mente y decidí experimentar y validar aquellas informaciones y experiencias que yo pudiera asegurar desde mi sentir que eran reales. Comencé a realizar trabajos a distancia con amigos y conocidos y a medida que durante los trabajos yo recibía información que claramente no conocía, me iba animando a seguir practicando éste tipo de tareas. Empecé a dudar de si cuando les contaba a las personas con las que había trabajado lo que había sentido y experimentado, ellas eran sinceras al asentir respecto a lo que yo les decía o lo hacían por contentarme y porque sentían la emoción y el entusiasmo que yo desprendía. Ante esta duda, llame al amigo más escéptico y sincero que tengo: Luis. Él seguro que me iba a sacar de dudas. Así que le llame y le conté sobre mi experiencia y le pedí permiso para trabajar con él. El aceptó mi propuesta y además me dijo que llevaba varias semanas con una fuerte lumbalgia que no acababa de conseguir quitar de ninguna manera. Enseguida me puse manos a la obra: me senté en mi mesa de trabajo con un dibujo de un hombre, el típico dibujo que puedes encontrar en cualquier atlas anatómico. Mirando el dibujo pensé que a partir de ese momento, esa figura simbolizaba a mi amigo Luis. Entonces comencé a testar si trabajar chacras u órganos. El testaje me indicó que trabajara riñón, esto no resulto raro sabiendo que él estaba con lumbalgia. Al testar desde que posición trabajar, el PU me indicó hacerlo desde el color negro, campo eléctrico y primer nudo. Yo respiraba y dejaba mi mente relajada mientras el péndulo trabajaba. Pude sentir durante unos minutos mucha angustia en el pecho, obviamente no eran emociones que tuvieran que ver conmigo, más bien, era la información que estaba presente en el campo energético de Luis y se estaba liberando. Cuando la angustia pasó, pude sentir miedo, un caos interno que me dejaba paralizada la respiración. (Recuerda que el color negro ayuda a liberar el miedo). El PU se paró. Testé si seguir trabajando y tuve que hacerlo con el color verde negativo, campo eléctrico y primer nudo. Yo seguí respirando suavemente, intentando no pensar, solo sentir. A mi mente comenzó a llegar una frase que decía: "perdono al hombre que atropelló a mi prima" ¡Uff! No te imaginas el susto que me di al escuchar esa frase en mi interior. ¡No entendía nada! ¿Qué clase de información estaba llegando a mí?

Seguí trabajando hasta que el PU paró. Me sentía desconcertada. Primero sentir tanta angustia y miedo que tenía claro que no eran mías y después…. ¡Menudo mensaje!

Tarde un rato en decidir que hacía. ¿Debía contárselo a Luis? Recordé que el propósito de trabajar con él era precisamente contrastar información y ver si mis experiencias eran reales o solo fruto de mi imaginación. Así pues, con toda la prudencia posible y con mucha humildad y respeto, escribí un mail a mi amigo describiéndole con detalle lo que había sentido y experimentado.

Tardó menos de cinco minutos en llamarme. Al descolgar el teléfono repetía una y otra vez:

- "¡Joé Elena! ¡Joé! ¿Cómo sabes tú eso?"

Yo callaba y esperaba paciente a que él se tranquilizara y saliese de su asombro. Bueno… ¡Yo también estaba sorprendida! ¡Sorprendida de verle sorprendido!

Cuando ya los dos salimos de nuestro asombro, él pudo narrarme una historia en la que tomaba sentido la frase que yo había escuchado en mi cabeza: Años atrás, había salido al monte con su prima y un amigo de ella. Iban en un todoterreno y en un momento del camino, el coche se quedó atrapado en el barro. Hicieron todo lo posible para sacar el coche de allí pero no lo conseguían. El amigo de la prima, dueño del coche estaba al volante y Luis y su prima se movían alrededor del coche con el fin de ayudar a sacarlo del lugar donde se encontraba. El amigo de la prima no se dio cuenta de que ella estaba agachada frente a la rueda delantera derecha, intentando quitar barro de alrededor de la rueda para que está pudiera avanzar. Este hombre aceleró, con tan mala suerte que el coche salió del atasco y la rueda pasó por encima de la prima de Luis.

Luis aun lloraba al contarlo. Entendía que solo había sido un desafortunado accidente. Decía que pasaron mucho miedo y que por un momento pensó incluso que su prima estaba muerta. Por suerte, no fue así. Ella tuvo varias lesiones y con tiempo se recuperó completamente.

Aunque desde la parte consciente Luis tenía claro que se había tratado de un accidente, la parte inconsciente sentía mucha rabia contra aquel hombre por lo que había ocurrido. Desde ese día, Luis y yo trabajamos para que pudiera perdonar lo ocurrido y encontrar la calma interna de nuevo. Su lumbalgia mejoró.

"A raíz de conocer la radiestesia abrí mi mente y decidí experimentar y validar aquellas informaciones y experiencias que yo pudiera asegurar desde mi sentir que eran reales."

Desde entonces, a mi no me cabe ni una sola duda de que los trabajos a distancia se pueden desarrollar y que además nos aportan una información rica y con muchos detalles. Éste tipo de trabajos nos ayudan a entrenar la intuición, la empatía y sobre todo a confiar en nuestras propias percepciones. Cuanto más seguro te encuentres de lo real de tu sentir, mas detalles tendrás dentro de la sesión de trabajo.

A día de hoy tengo clientes en muchos lugares del mundo. La única condición es que sean de habla hispana y nos podamos entender con facilidad. No dejo de maravillarme de las experiencias que vivimos juntos y me encanta ver como el asesoramiento y el trabajo energético les ayuda a mejorar en sus vidas.

10.4.1 TRABAJO A DISTANCIA CON PERSONAS

Además de las condiciones que marcamos en el apartado 4.1 para realizar cualquier trabajo con el péndulo es importante añadir una condición más para los trabajos a distancia.

- Contar siempre con el permiso de la persona que va a recibir el tratamiento:

    En mi opinión éste es un punto importantísimo. Lo más ético para mi es que tengamos permiso verbal o escrito de la persona con la que quieres trabajar. Al igual que a mí no me gusta que alteren mi campo energético sin mi permiso, no me parece oportuno hacerlo en el campo de nadie sin tener su consentimiento.

    En el caso de niños podemos trabajar si hay permiso de los padres y en el caso de adolescentes aun menores de edad, me parece bonito dejarles a ellos la responsabilidad de decidir.

Si la persona está físicamente con nosotros y empezamos a trabajar con ella, se presupone que estamos realizando el tratamiento porque tenemos su permiso. Para mí, es igual de importante tener el permiso de la persona cuando trabajamos a distancia.

En cuanto a la forma de trabajar es bien sencilla. El trabajo se realiza como si la persona estuviera presente. Seguiremos los mismos protocolos y procedimientos. La única diferencia es que necesitas un testigo que sustituya a la misma. El testigo es cualquier objeto que te sirva para conectar con la persona, algo que le permita a tu mente imaginar que esa persona está contigo. Como testigo puedes utilizar un dibujo de un ser humano, un muñeco o peluche, una fotografía de la persona o simplemente, usar tu propia imaginación. Cuanto más te acostumbres a realizar éste tipo de trabajos, menos cosas vas a necesitar para poder sentir lo que ocurre en el campo de la persona.

10.4.2 TRABAJO A DISTANCIA EN ESPACIOS

Para desarrollar un trabajo a distancia en un espacio necesitas un plano del lugar. Bien puede ser un plano de la vivienda, un mapa del terreno a estudiar o simplemente un dibujo a mano alzada que te permita identificar el lugar. En ocasiones son muy útiles también las fotografías.

Además, es importante que tengas la dirección exacta del lugar. Imagínate que vas a correos con una carta y en el destinatario solo pones el código postal y el pueblo: ¿Llegará la carta? Obviamente no. Con la energía pasa idénticamente igual. Para que el trabajo se realice correctamente es importante que tengas la dirección exacta, población y provincia.

Muchas veces mis clientes me piden que estudie las condiciones geobiológicas de sus viviendas, es decir, identificar si las casas tienen geopatías, redes de Hartmann, líneas de Curry, etc. Para identificarlas les pido que me hagan un dibujo de su casa o bien que me traigan un plano. Además les pido la dirección exacta de la vivienda. Sólo con eso y un péndulo basta para ubicarlas. La mayoría de las veces no visito sus viviendas. Hacer este trabajo a distancia me ahorra tiempo, sobre todo si las viviendas o terrenos están lejos. Por supuesto, si la vivienda está afectada por alguna radiación que debilite el campo energético de quienes allí viven, podemos utilizar productos concretos para neutralizarlas. Un producto ideal en estos casos es el ADR para geopatías. Te adjunto el enlace:

El Péndulo Universal

En resumen, para trabajar con un espacio a distancia basta con tener la dirección exacta y seguir el protocolo de trabajo con el PU. Además puedes limpiar los espacios o grabar mensajes en ellos idénticamente igual que si estuvieras en ellos.

11

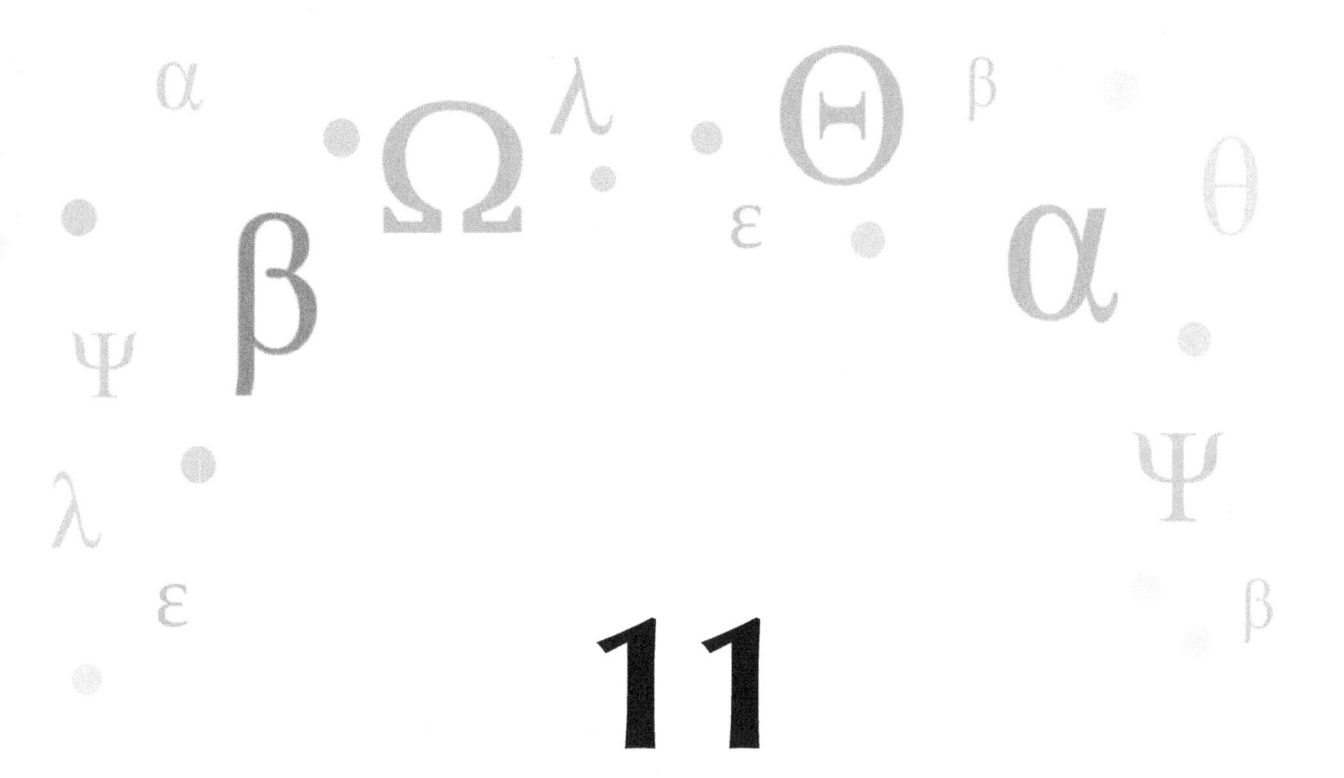

COMBINACIÓN DEL PU CON OTRAS HERRAMIENTAS ENERGÉTICAS

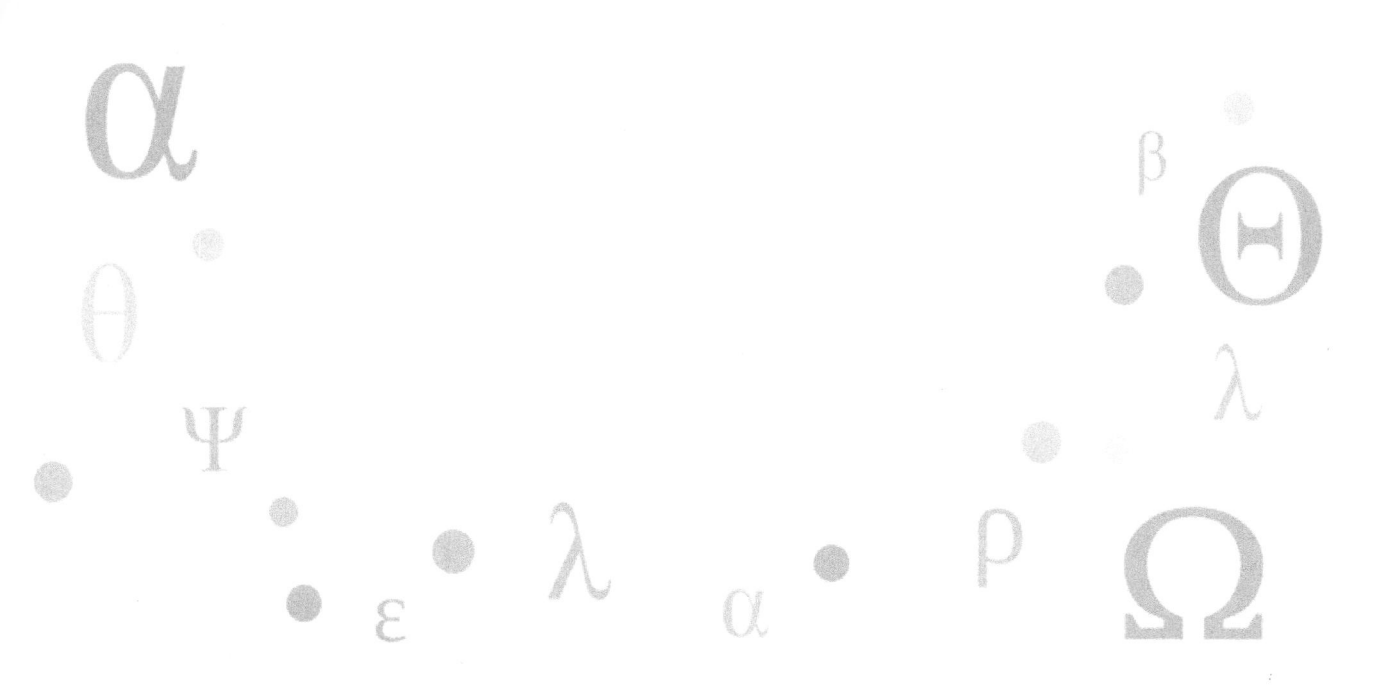

El PU es por sí mismo una herramienta muy completa y útil. Recuerda que no tiene límite ninguno. Espero que a estas alturas hayas descubierto ya algunas de sus infinitas posibilidades. Al margen de esto, en ocasiones es recomendable utilizar otras herramientas que lo complementen de manera que te faciliten el trabajo, o bien a la inversa, si ya tienes una herramienta que dominas, complementa el trabajo de la misma con el PU. Son muchas las veces que trabajo con otros péndulos en la misma sesión, la complemento con unos minutos de Rebirthing (Respiración Consciente y Conectada) y/o hago uso de la Geometría Sagrada con poliedros. Cada una de estas formas de trabajo me facilita la tarea tanto a mí como a la persona con la que estoy desarrollando el tratamiento. Usar la respiración y la geometría ayuda, entre otras muchas cosas, a que las liberaciones energéticas y emocionales ocurran con suavidad y sin necesidad de que la persona tenga que experimentar esas emociones con la misma fuerza que ocurrieron la primera vez.

11.1 ALGUNOS DE MIS PÉNDULOS FAVORITOS

Además del PU contamos con muchos péndulos más sencillos que según su forma geométrica emiten diferentes frecuencias vibratorias. Algunos de ellos tienen frecuencias contenidas ya en el propio PU y otros en cambio, lo complementan para desarrollar otros tipos de trabajos.

Cada péndulo tiene su utilidad y lo más importante es que tú te sientas cómodo trabajando con ellos. A mí personalmente me gustan mucho los cuatro péndulos de los que os hablo a continuación:

ESPIRAL:

A este péndulo lo llamo familiarmente "Sacacorchos". Además de porque tienen una forma similar a la de ese utensilio, lo llamo así porque cuando el bloqueo es un tapón, la forma que tiene de trabajar la energía es hacerlo como un sacacorchos que destapa una botella. También se puede usar para cirugías etéricas dado que tiene una punta afilada que se comporta como un bisturí.

Cuando el bloqueo es una capa densa, podemos comenzar la sesión de trabajo con él de manera que cuando trabajemos posteriormente con PU, el trabajo sea más sencillo economizando tiempo y esfuerzo.

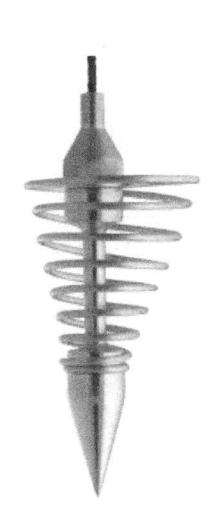

EXTRATERRESTRE:

Se le denomina así porque la forma que tiene parece una nave espacial. La parte superior contiene las baterías del péndulo Isis, conocido por su capacidad limpiadora y armonizadora de energía. La parte inferior sirve de antena para expandir cualquier intención o energía de sanación que el radiestesista use. Es un péndulo extremadamente poderoso para romper bloqueos grandes y para deshacer energías densas.

En el mercado lo podemos encontrar en tres tamaños. Os adjunto el enlace del mediano. Personalmente trabajo con el mediano o con el grande dependiendo de el reto energético que tenga delante.

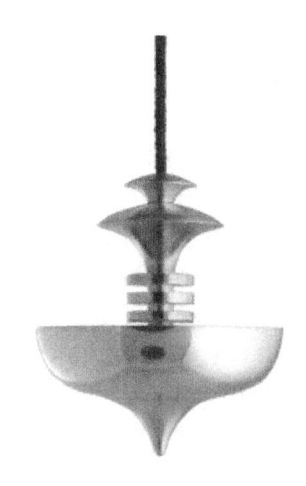

ATLANTE:

Este péndulo lleva impreso el símbolo que utilizaba la civilización Atlante. Morel y Belizar, creadores del PU, estudiaron la energía que emanaba este símbolo y comprobaron que tiene capacidades protectoras. Además, es un péndulo que rompe las estructuras mentales fuertes y antiguas. Es muy útil si la persona con la que trabajamos es muy mental.

Otro de los usos que le doy frecuentemente es el de poder grabar una nueva información en el campo energético de la persona. Por ejemplo, si la persona tiene la creencia de que no le aman y no se siente querida, utilizo este péndulo, después de acabar la sesión de trabajo con el PU, y con la intención "Eres amado" para grabar esa información es sus cuerpos energéticos.

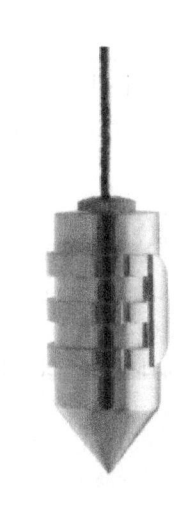

CUBO METATRÓN:

Este péndulo genera a su alrededor un campo de energía sutil y poderosa capaz de limpiar cualquier impureza del campo energético, ordenar y restaurar su energía a la par que proteger de posibles agresiones externas. Su infinita energía amorosa me hace sonreír cada vez que lo utilizo y me recarga incluso a mí misma aún cuando estoy usándolo con otra persona. Despierta la energía de los planos superiores y ayuda a que ésta se materialice en este plano. Cuanto más consciencia tenga quién lo utiliza, más elevada será la energía que canalice.

Es muy útil también para personas que meditan.

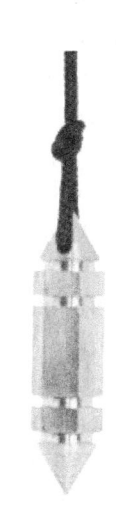

11.2 GEOMETRÍA SAGRADA

Trabajar con formas geométricas es una forma poderosísima de desarrollo energético. Te recomiendo encarecidamente que leas el libro del Dr. Santiago Rojas "La armonía de las formas" o que acudas a alguno de sus cursos. Él ha dedicado más de veinticinco años a fundamentar y a investigar la terapia de los poliedros.

Cada forma geométrica tiene unas propiedades y actúa de una determinada manera sobre la persona. Además, si se complementan entre ellas, obtendrás resultados también diferentes. Los poliedros con los que se recomienda empezar a trabajar son los Sólidos Platónicos. Estos poliedros regulares son: dodecaedro, icosaedro, hexaedro o cubo, octaedro y tetraedro; cada uno tiene unas propiedades y cualidades específicas.

DODECAEDRO:

Platón aseguraba que esté poliedro representaba el elemento éter, del cual se originaban todos los demás. Se le asocia el color azul índigo. Esta figura es la que contiene al resto de figuras de las que vamos a hablar, es por ello que se le considera la madre y se le asocia el aspecto femenino. Actúa sobre el corazón y el sistema circulatorio. Hace presente la energía de amor. Además, su efecto más evidente es que produce relajación en el lugar dónde se coloque, sea a nivel mental, muscular o de cualquier otro tipo.

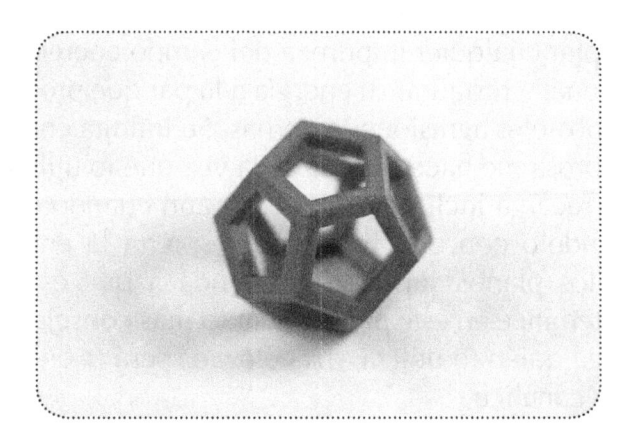

ICOSAEDRO:

Platón decía que este poliedro estaba asociado con el elemento agua. Siendo así lo asociamos a todo lo emocional. Su color es el azul claro. Se vincula con la energía masculina y con el padre. Actúa sobre el sistema nervioso y ayuda a fortalecer la voluntad.

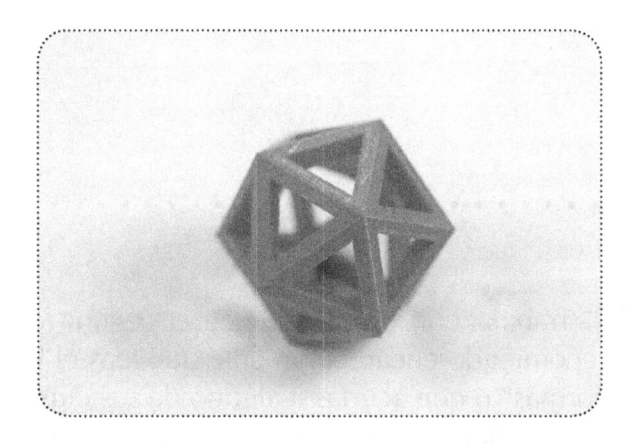

HEXAEDRO O CUBO:

Se le asocia al elemento tierra, al color verde y actúa sobre el cuerpo físico en general y de manera específica sobre la célula. Su acción se traduce en hacer que la energía se asiente durante un proceso, se estabilice y se concrete.

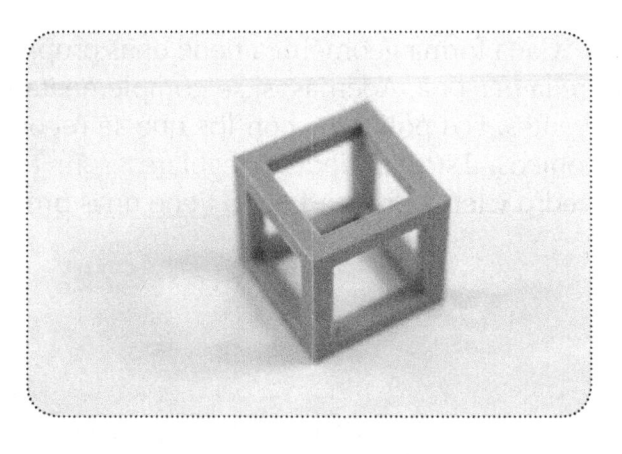

OCTAEDRO:

Se relaciona con el elemento aire, con el color amarillo y actúa principalmente sobre el cuerpo etérico. Ayuda a que la energía fluya y no se quede estancada. Permite la movilización y la expansión del mallazo etérico.

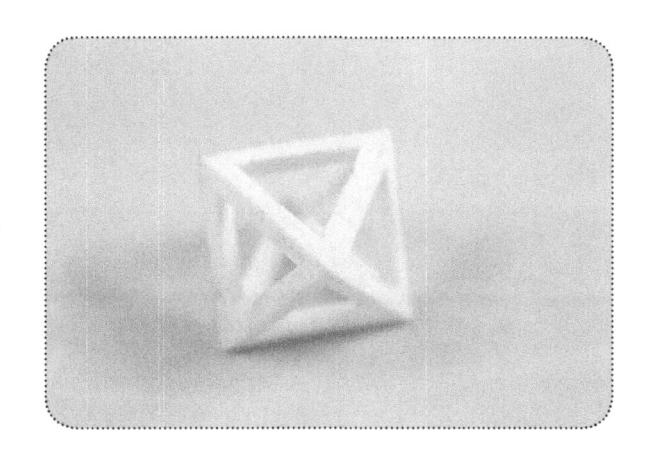

TETRAEDRO:

Se le asocia con el elemento fuego, con el color rojo y con todo lo referente a la mente del ser humano. A nivel físico actúa sobre los tendones, ligamentos, articulaciones, huesos y piel. Es el más sencillo de los poliedros regulares por ser el que menos caras tiene pero no por ello es menos importante.

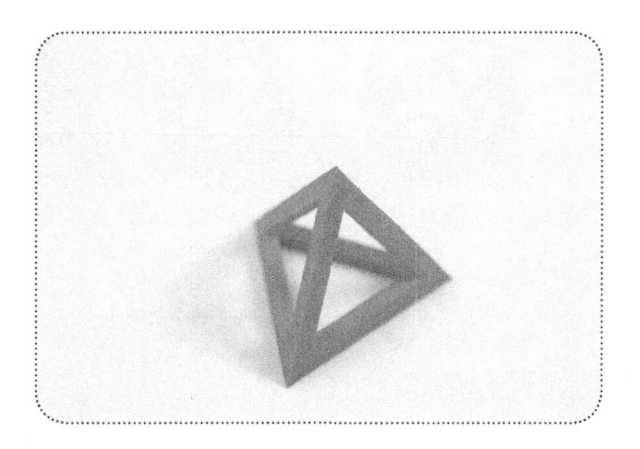

Los poliedros, al igual que los péndulos, pueden ser de varios materiales. Los materiales más habituales son: madera, plástico, carbón, creados a base de cristales y espejos o metales nobles. Según el material del que estén constituidos actuarán sobre el cuerpo de una manera u otra.

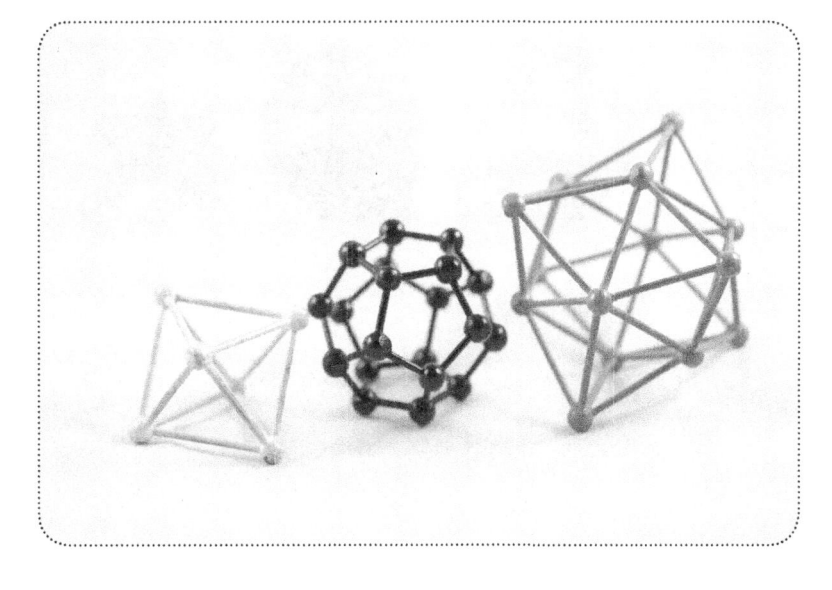

Elena Andreiñua de Santiago

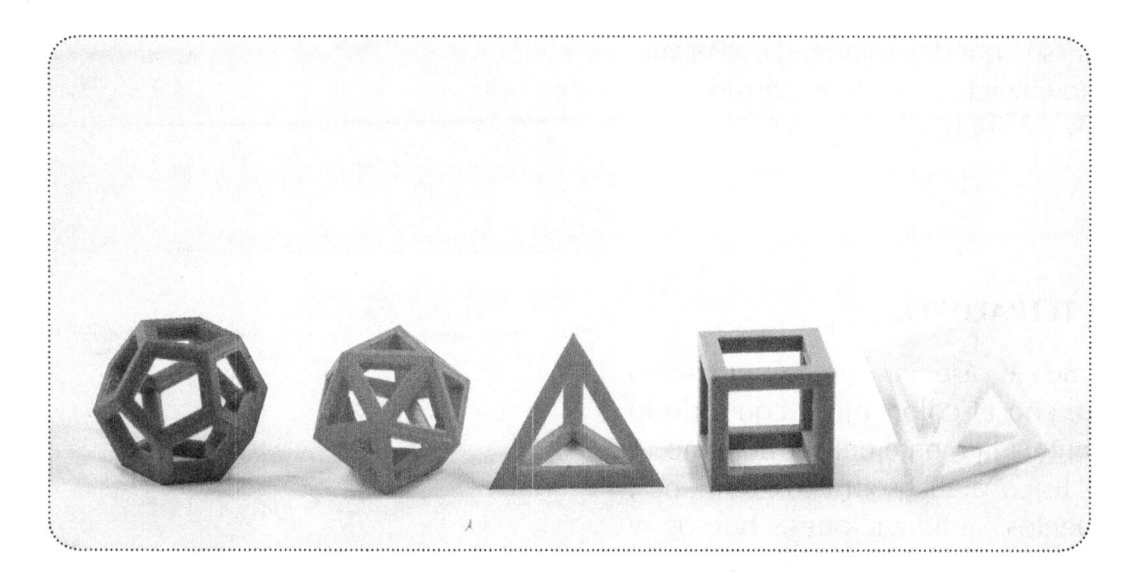

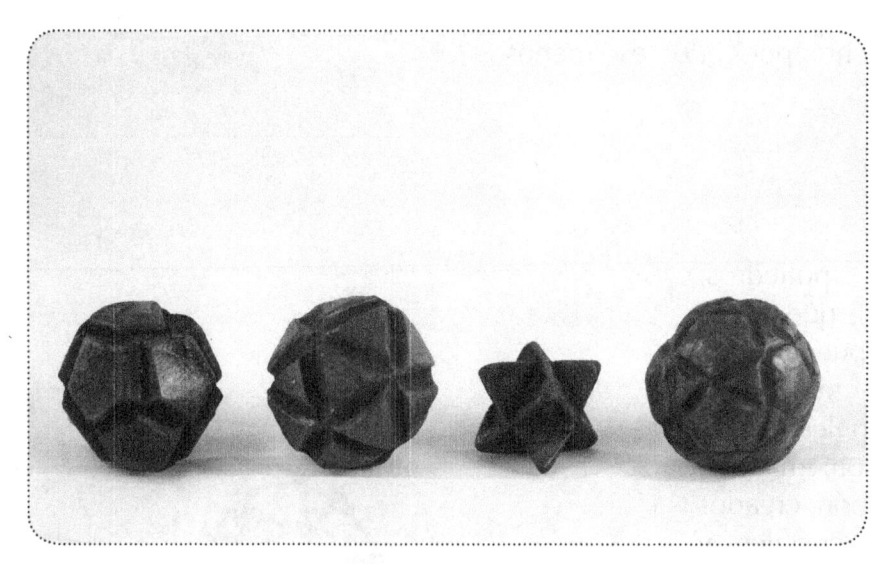

11.3 EL PU COMO COMPLEMENTO

A lo largo de los años son muchos los alumnos que se han acercado a mis cursos a aprender a manejar el PU. Algunos de ellos han sido estudiantes curiosos con oficios de todo tipo y otros han sido personas relacionadas con la salud física, emocional y mental. He conocido desde enfermeras de pediatría que han ayudado en centros de salud con ataques de ansiedad a menores como a abogados que preparaban la sala de un juicio a nivel energético para que todo fluyera con facilidad para alcanzar un acuerdo en lugar de que se generase conflicto.

Entre mis alumnos también cuento con un masajista que antes de empezar a trabajar la parte física, trabajaba con el PU la zona de la espalda. Recuerda que en esa zona trasera es donde más dolor inconsciente guardamos en general. Empezar a usar el PU antes del masaje a supuesto que sus clientes mejoran mucho más rápido de sus lesiones y dolores.

Uno de mis alumnos y amigo, Felipe, trabaja con Sonido Sanador. Él habitualmente empieza la sesión con una meditación y posteriormente trabaja con el PU. Finalmente, y siendo esta la parte a la que más tiempo dedica, toca sus instrumentos (cuencos tibetanos, gongs, crótalos, tambor, palo de agua, etc.) y canta sonidos armónicos. El asegura que cuando trabaja con PU, el sonido sanador entra con más facilidad en el campo energético y sus resultados son mejores.

Podría contarte un montón de ejemplos más de personas que utilizan el PU como complemento a sus fuentes de trabajo principales. Es un placer para mí saber que esta poderosa herramienta está cada vez más presente y más activa en el planeta. Este es el autentico objetivo de este libro, animarte e invitarte a que te acerques al PU, a que practiques y a que poco a poco te enamores tan profundamente de él como yo lo he hecho.

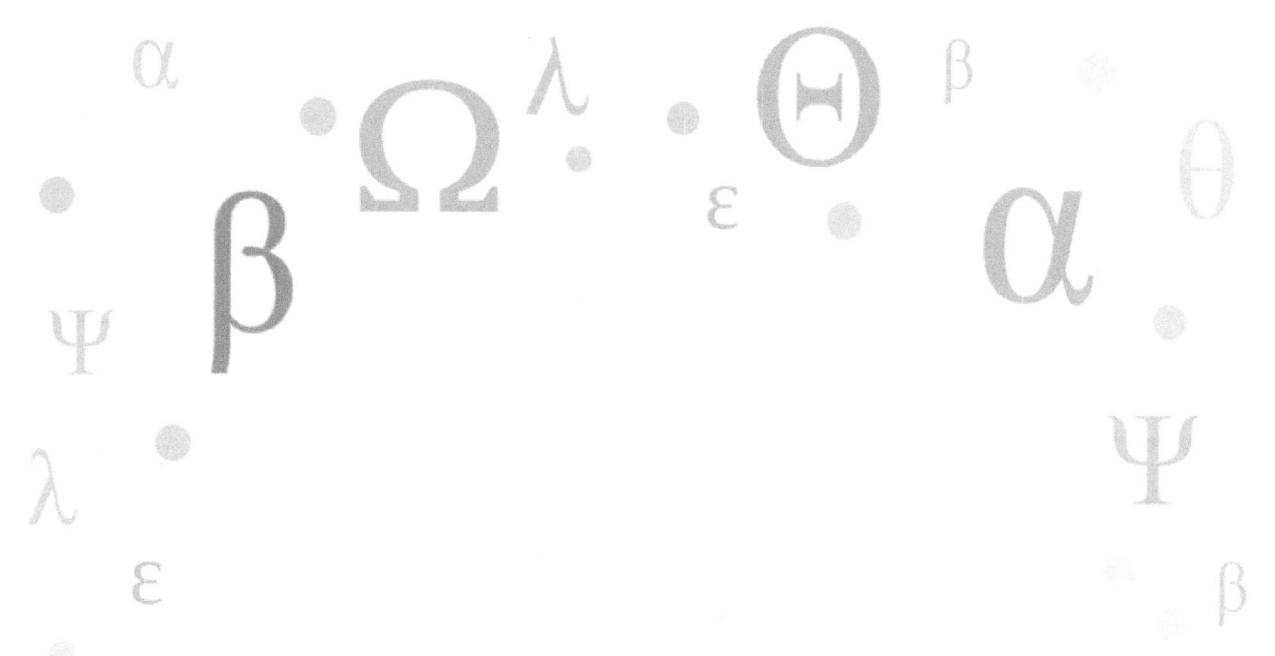

ANEXO I

CÓMO DESCUBRIR TU PROPIO CÓDIGO CON EL PÉNDULO

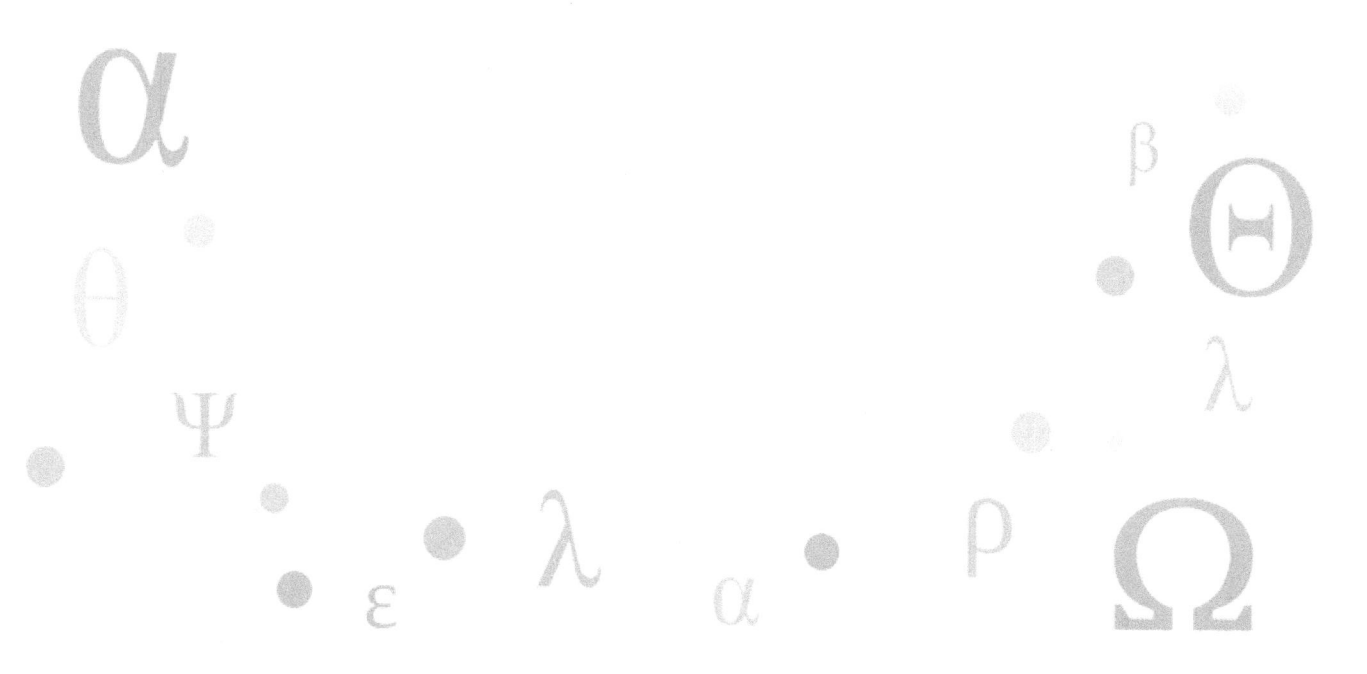

Cuando vamos a trabajar con el péndulo es imprescindible definir un código que nos permita trabajar con él. Cada radiestesista tiene su propio código que permite identificar con facilidad cuando el movimiento del péndulo nos indica un SÍ y cuándo nos indica un NO. Este código es personal y es para siempre y no cambia. (Salvo que tú decidas cambiarlo).

Los movimientos que el péndulo nos ofrece son los siguientes:

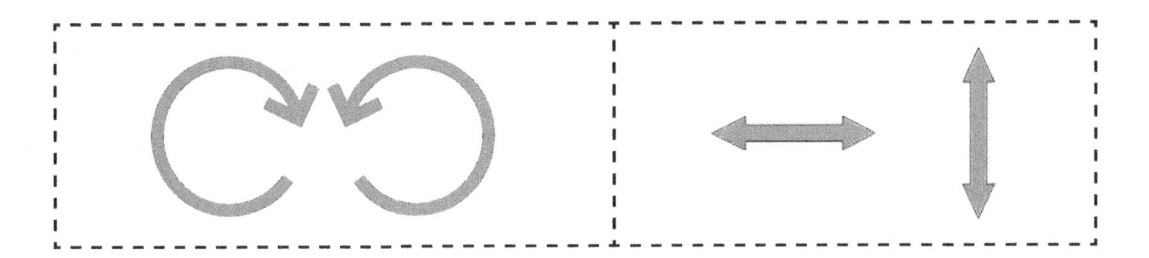

El resto de movimientos que el péndulo ofrece se van aprendiendo a interpretar a medida que vamos trabajando con él, nos familiarizamos y aumenta nuestra confianza.

Tenemos dos maneras de elegir el código. La primera es determinándolo nosotros mismos y la segunda es dejando actuar a la intuición que reside en nosotros. En mi canal de YouTube encontrarás un video de cómo hacer éste ejercicio que te va a facilitar elegir el código. Encuentras el código QR en el capítulo 3, "Código de trabajo con el PU"

a) *Nosotros mismos determinamos cuál es el movimiento para el SÍ y cuál para el NO*

Toma tu péndulo en la mano en posición de trabajo y cierra los ojos, respira suavemente y conéctate internamente con tu sentir. Deja el cuerpo en una postura cómoda, los brazos relajados y a poder ser el codo apoyado sobre una mesa o sobre el apoyabrazos de la silla. Si no puedes apoyar el codo, deja el brazo pegado a tu cuerpo para que puedas mantenerlo sin tensión y no te canses de aguantar la postura. Descruza las piernas y apoya bien los pies en el suelo. Acuérdate siempre de haber bebido un poco de agua antes de empezar a usar el péndulo.

Y por supuesto… respira suave y cómodamente……

Respira suavemente durante el tiempo necesario para que sientas calma en tu interior. A algunas personas les resulta suficiente haciendo solo un par de respiraciones y a otras les lleva más tiempo.

Cuando ya te sientas centrado dirás en voz alta:

- Los círculos hacia la (derecha o izquierda) representan mi SÍ. Dame ahora un SÍ.
- Y esperas a que el péndulo describa el movimiento que le has indicado. Repetiremos éste procedimiento con los otros tres movimientos básicos que realiza el péndulo.
- Los círculos hacia la (derecha o izquierda) representan mi NO. Dame ahora un NO.
- El movimiento (adelante-atrás o izda.-dcha.) representa mi SÍ. Dame ahora un SÍ.
- El movimiento (adelante-atrás o izda.-dcha.) representa mi NO. Dame ahora un NO.

b) *Elegimos el código del péndulo dejando que sea la intuición la que nos indique el más adecuado para nosotros*

Comenzamos el ejercicio de idéntica manera que el caso anterior. Toma tu péndulo en la mano en posición de trabajo y cierra los ojos, respira suavemente y conéctate internamente con tu sentir. Deja el cuerpo en una postura cómoda, los brazos relajados y a poder ser el codo apoyado sobre una mesa o sobre el apoyabrazos de la silla. Si no puedes apoyar el codo, deja el brazo pegado a tu cuerpo para que puedas mantenerlo sin tensión y no te canses de aguantar la postura. Descruza las piernas y apoya bien los pies en el suelo. Acuérdate siempre de haber bebido un poco de agua antes de empezar a usar el péndulo.

Y por supuesto... respira suave y cómodamente......

Di en voz alta: - Dame mi SÍ.

Y espera a que el péndulo empiece a moverse. Observa y anota el movimiento que el péndulo te da. El péndulo te indicará un movimiento circular o lineal.

A continuación di en voz alta: - Dame otro SÍ.

Igual que en el caso anterior, espera a que el péndulo comience a moverse. Observa y anota el movimiento. Si en la petición anterior, el movimiento que daba el péndulo era lineal, lo normal es que ahora de un movimiento circular o viceversa. Rara vez ocurre que en las dos peticiones obtengamos movimientos de igual tipo, aunque también puede ocurrir.

Nuevamente tomamos el péndulo para definir el movimiento de los NO.

Actuaremos de igual manera que para definir el SÍ.

Di en voz alta: - Dame mi NO.

Y esperaremos el movimiento y por último: - Dame otro NO.

Cualquiera de las dos maneras de definir el código es válida e igual de útil. **Lo más importante es que te sientas cómodo con tu propio código.** Cuando yo elegí mi código por primera vez, lo hice en un curso de Mika Widmanska, y lo hice desde la intuición. Desde el primer instante me sentí cómoda con los movimientos lineales que me indicaban el SÍ y el NO. En cambio, no me ocurrió lo mismo con los movimientos circulares. La intuición me indicó como SÍ los círculos a la izquierda y el NO los círculos a la derecha. Esto me generaba mucha confusión porque, para entonces, yo ya había pasado muchos años estudiando Física y en su sistema de referencia, el movimiento circular hacia la derecha indica que el movimiento es entrante y positivo y el movimiento circular hacia la izquierda es saliente y negativo. En definitiva, el péndulo iba justo al revés de lo que mi mente tenia integrado. Dadas las circunstancias, cambié el código de los movimientos circulares tal y como hemos indicado en el apartado a:

- Los círculos hacia la derecha representan mi **SÍ**. Dame ahora un **SÍ**.
- Los círculos hacia la izquierda representan mi **NO**. Dame ahora un **NO**.

Manejar bien el código y sentirse seguro con él es indispensable para aprender a usar el Péndulo Universal. Si estas estrenando el código ahora, practícalo hasta que alcances esa seguridad. La mejor manera de confiar es practicar. En radiestesia es importante trabajar desde la certeza, no desde la creencia. La única forma de tener certeza es practicar y practicar hasta que sientas dentro de ti que las cosas son así. Así desaparecen las dudas. **Si tú dudas, el péndulo puede darte a veces respuestas correctas y a veces no. El péndulo eres tú. Siempre eres tú.** Si tienes dudas de si la respuesta que te está dando es o no correcta, las respuestas así serán. Insisto en que el único antídoto que conozco para ello es generar tus propias certezas.

Para ir tomando certeza, la mejor manera es practicar con cosas sencillas. Puedes empezar por testar qué comida te va a sentar mejor en el día que estás viviendo, que película ver en el cine, qué libro o revista leer, qué comida darles a tus mascotas en caso de que las tengas, etc. Practicar con cosas sencillas, en las que no se corren grandes riesgos si te equivocas te llevará a ir aumentando progresivamente tu confianza hasta que alcances el estado de certeza del que te hablo. Por norma recomiendo no testar cosas o situaciones en las que emocionalmente te estás viendo involucrado porque eso te puede llevar a perder confianza en lugar de ganarla. Éste tipo de testajes, en mi opinión, es solo para radiestesistas experimentados.

Es un buen momento ahora para que veas la segunda parte de la clase. Te dejo el código QR para que la encuentres fácil.

¡Espero que lo disfrutes!

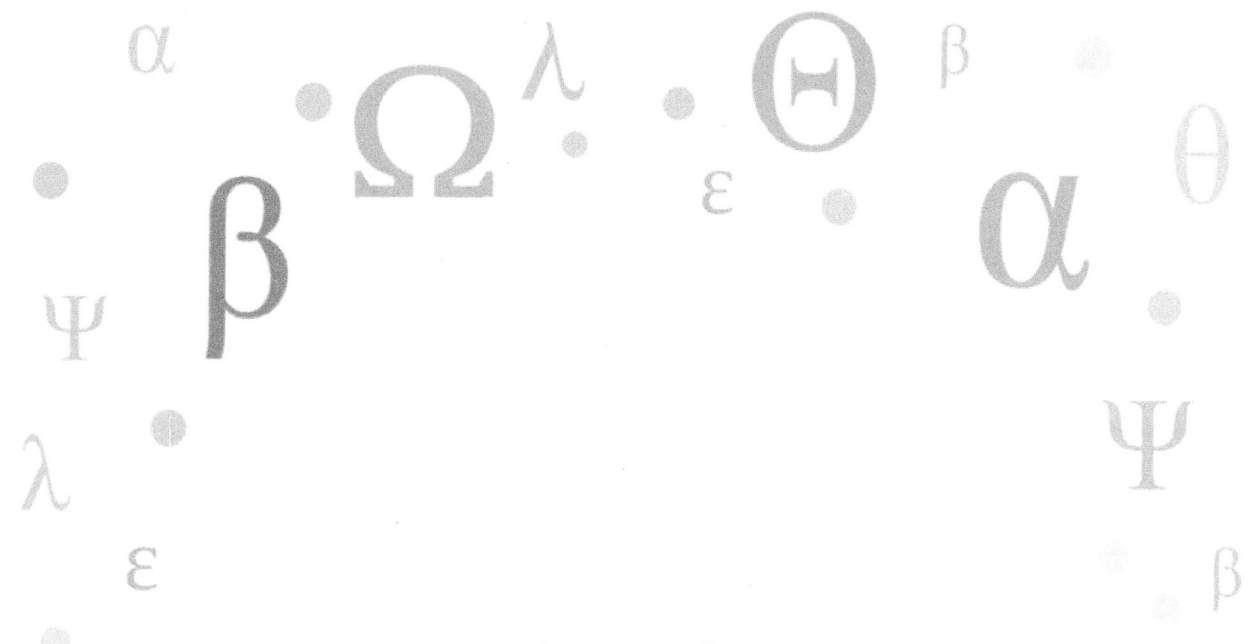

ANEXO II

CÓMO REALIZAR TESTAJES SENCILLOS

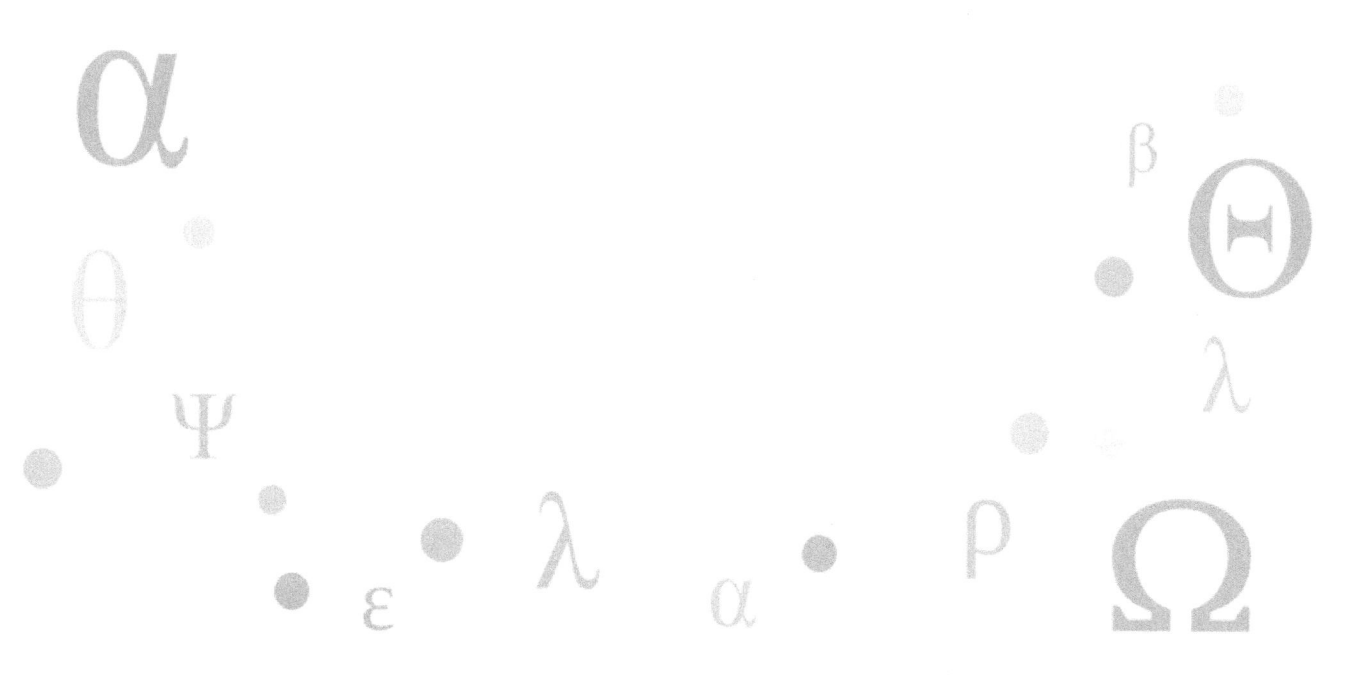

Para poder manejar el Péndulo Universal es imprescindible saber realizar testajes sencillos tanto para manejar propiamente el péndulo como para poder realizar un diagnostico del trabajo que vamos a hacer. Al final de éste anexo indico unas pautas específicas de cómo realizar el testaje para obtener el punto con el que trabajar en PU.

El verbo testar significa someter a test a una persona o cosa. A niveles de radiestesia significa preguntar al péndulo algo y que él nos indique una respuesta clara y veraz. Es el péndulo en sí la herramienta que nos facilita hacer el test.

Tal como se ha explicado en el anexo anterior, las respuestas que podemos obtener del péndulo son SÍ y NO. Así pues, a la hora de testar es imprescindible que seamos muy concretos con la pregunta ya que de no ser así, la respuesta puede ser poco coherente.

A la hora de testar es imprescindible que estés conectado a ti mismo y tranquilo. Respira suavemente y entonces, en estas condiciones, formula la pregunta teniendo en cuenta que la respuesta a obtener solo puede ser SÍ o NO.

Para practicar, empieza testando cosas sencillas de las que conozcas las respuestas:

- ¿Me llamo Antonio?
- ¿Tengo 25 años?
- ¿Me sienta bien hacer deporte en éste momento de mi vida?
- También puedes testar para otras personas cosas sencillas que conozcas las respuestas:
- ¿Mi madre se llama Mari Carmen?
- ¿Mi padre lleva puesto un pantalón verde hoy?

Luego practica con testajes sencillos acerca de cosas que no tengan mucha relevancia en tu vida o en la vida de otros, por ejemplo:

- ¿Me conviene la película "nombre concreto de la película"?
- ¿Es adecuado para mí leer el libro "nombre concreto del libro"?
- ¿Me conviene hoy comer tomates?
- ¿Es adecuado para Andrés comer tocino hoy?
- ¿Esta "marca concreta de pienso" le va gustar a mi gato?

Una vez vayas cogiendo confianza, te podrás ir adentrando en testajes en los que las respuestas tengan más repercusión, por ejemplo, testar esencias florales, decidir qué día es el más favorable para realizar una determinada acción, qué regalo de cumpleaños comprar a un determinado amigo, en qué restaurante comer ese día, etc.

Como anécdota curiosa, hace unos años tenía programado un curso en Madrid. Cada vez que imparto un curso allí, tengo duda de si viajar en autobús, en avión o en coche y cada vez, lo testo. Generalmente el péndulo me indica que viaje en autobús y mi mente valida esta respuesta como buena porque después de un curso estoy cansada y con pocas ganas de conducir. Desde Madrid al lugar donde vivo hay unos 300 km y los autobuses salen cada hora, con mucha más frecuencia que los aviones, así que es un viaje cómodo haciéndolo en autobús. En cierta ocasión, al testar qué medio de transporte debería utilizar, me indicó NO al avión (los horarios de los vuelos no suelen cuadrar bien con mis horarios), me indicó NO al autobús y un rotundo SÍ a realizar el viaje en coche. Mi confianza en los testajes es plena así que en ese momento tomé la decisión de viajar en coche. Me extrañó que el péndulo descartara el autobús pero lo cierto es que no le di mayor importancia. Esa misma noche, al ver las noticias comprendí: avisaban que las compañías de autobuses estaban en huelga y que sólo habría servicios mínimos en los siguientes días. Esa noticia me confirmó que la mejor posibilidad para mí para realizar ese viaje era hacerlo en coche.

El procedimiento para hacer este tipo de testajes es sencillo. Preguntas:

- ¿Para viajar a Madrid en "la fecha deseada", el medio de transporte más conveniente para mí es el avión? Y el péndulo responderá SÍ o No
- ¿Es el coche? – SÍ o NO
- ¿Es el autobús? – SÍ o NO

Si dos de las respuestas salen SÍ, vuelves a testar entre esos dos medios de transporte cuál es el más conveniente de ambos hasta que te quedes sólo con uno.

Otra manera será cuantificar cuánto de conveniente es cada uno de los medios de transporte valorándolos entre 0 y 10, siendo 0 una opción nada adecuada y el 10 la opción más favorable de todas. Por ejemplo:

- Siendo 0 lo más desfavorable y 10 lo más favorable, ¿es adecuado para mí, entre 0 y 5, viajar a Madrid en "la fecha deseada" en autobús? El péndulo dará un SÍ o dará un NO.

Si la respuesta es SÍ, testaremos los números de uno en uno hasta que uno de ellos nos dé el SÍ, por ejemplo:

- ¿Es 1? – No
- ¿Es 2? – No
- ¿Es 3? – SÍ

Si la respuesta es NO, preguntaremos:

- ¿Es adecuado para mí, entre 5 y 10, viajar a Madrid en "la fecha deseada" en autobús??

Si en la pregunta anterior me había dicho el péndulo que la conveniencia no era entre 0 y 5, cabe esperar que en está ocasión la respuesta sea SÍ. De no ser así, es que no estamos realizando un buen testaje porque no hay coherencia en las respuestas de las dos preguntas.

Al decirme el péndulo SÍ, testaremos de uno en uno los números entre el 5 y el 10 para cuantificar la conveniencia:

- ¿Es 5? –No
- ¿Es 6? – No
- ¿Es 7? – No
- ¿Es 8? – SÍ

De esta manera, tendremos claro que viajar a Madrid en autobús en la fecha indicada es claramente conveniente porque me sale un resultado de 8 sobre 10.

Podemos repetir este procedimiento con los otros dos medios de transporte de manera que obtengamos por ejemplo, los siguientes resultados:

- Autobús: 8 sobre 10.
- Coche: 6 sobre 10.
- Avión: 3 sobre 10.

Estas respuestas nos dan un visión clara de qué decisión tomar. Aprovecho para decir que es importante no perder el sentido común a la hora de testar, y tener un criterio personal coherente y saludable para nosotros a la hora de pasar los testajes a la acción, si hubiera.

He usado el ejemplo de los medios de transporte para explicar un procedimiento que se puede extrapolar a cualquier testaje que queramos realizar. Mi método más común de testaje en mi día a día es sin duda éste: cuantificar entre 0 y 10 cuánto de conveniente es lo que estemos testando. De esta manera se pueden tomar las decisiones con mayor seguridad. Si pregunto al péndulo a ver si es adecuado cenar hoy tomates y la respuesta es SÍ, no tenemos muy claro si es muy adecuado o moderadamente adecuado. En cambio, si lo testo entre 0 y 10 y la respuesta es 6 sobre 10, tendré claro que el tomate en esa cena no va a causarme malestar (el testaje sale por encima de 5) pero sin embargo me deja claro que seguro que hay otros alimentos que se acercan más al 10 y sean más adecuados para mí en éste momento.

Cuando testo esencias florales para cualquiera de mis clientes lo hago siguiendo el siguiente procedimiento, que como verás se puede aplicar para elegir una unidad de algo entre un grupo numeroso. Lo primero es pensar en la persona a la que le queremos preparar las esencias florales. El testaje es igual de valido si la persona está presente que si no lo está. Si no está, te puedes ayudar escribiendo su nombre en un papel o usando una foto, éste tipo de acciones no es imprescindible usarlas, solo sirven para que te sea más fácil conectar con la persona. Cuando tengas experiencia, solo con pensar en la persona, es suficiente para realizar un correcto testaje. Cuanto más confías y más seguro estás con el péndulo, menos vas a necesitar de "muletas".

Tengo la suerte de trabajar diariamente con varias familias de esencias florales. Las adoro, me encanta el trabajo sutilmente poderoso que hacen cuando se combinan con otro tipo de trabajos como es el del Péndulo Universal, así que las recomiendo a la mayoría de mis clientes. Vamos a suponer que vamos a testar esencias florales para uno de mis clientes que se llama Juan Pérez. La primera pregunta que formulo es:

- ¿Es beneficioso para Juan tomar esencias florales en éste momento de su vida?

Si la respuesta es NO, obviamente aquí termina el asunto. Si la respuesta es SÍ, testo las diferentes familias de esencias florales que manejo:

- ¿Tiene que tomar esencias florales de Orquídeas Colombianas? El péndulo dirá SÍ o NO.

- ¿Tiene que tomar esencias florales de Bush? El péndulo dirá SÍ o NO.

- ¿Tiene que tomar esencias florales de Saint Germain? El péndulo dirá SÍ o NO.

- ¿Tiene que tomar esencias florales de Orquídeas Colombianas? El péndulo dirá SÍ o NO.

- ¿Tiene que tomar esencias florales de Bach? El péndulo dirá SÍ o NO.

Supongamos que el péndulo me indica que Juan tiene que tomar esencias florales de Bush. Éste sistema floral está formado por 69 flores, sin duda podemos testar las flores una a una pero estarás de acuerdo en que vas a tardar mucho en hacerlo. Hay formas más sencillas y más rápidas de hacerlo. Solo voy a proponer diferentes formas de testarlas, indudablemente puedes ser todo lo creativo que quieras y crear tu propio método.

Ejemplos de testaje:

a) Si tienes físicamente las esencias y las tienes separadas en cajas, puedes preguntar sobre cada caja a ver si en ella hay alguna esencia adecuada para Juan en éste momento de su vida. En las cajas que te digan que SÍ hay alguna, puedes pasar a testar cada una de las esencias que éste contenida en ella.

Si además, en la caja las esencias están ordenadas por filas y columnas, puedes buscar la esencia testando cada una de las filas y en la fila en la que el péndulo te indique SI, testar cada una de las esencias que componen la fila. Claro está, también se puede realizar éste testaje usando las columnas.

b) Si lo que tienes es un catálogo de la familia floral, yo tengo por costumbre ir testando en cada una de las páginas a ver si entre las esencias que en allá aparecen está la adecuada para mi cliente.

c) Otra forma de hacer el testaje rápidamente es haciendo un listado de las flores y agruparlas de 10 en 10 o de 20 en 20, de manera que cuando el péndulo indique SÍ en uno de los grupos, testaremos todas las flores que componen éste.

d) Puedes dibujar tu propio biómetros de esencias florales de Bush y testar sobre él. Encontraras muchos ejemplos de cómo dibujar uno en internet.

En definitiva, quiero que te quedes con dos ideas claras, la primera es que es imprescindible realizar la pregunta con mucha concreción y la segunda es que, si tienes que testar algo entre un grupo grande de unidades, lo mejor es dividir el grupo grande en subgrupos para que resulte rápido dar con la solución. En los testajes puedes ser todo lo creativo e imaginativo que quieras, lo importante es que el método que uses sea útil para ti.

"Es imprescindible realizar la pregunta con mucha concreción"

En el caso concreto del Péndulo Universal, la forma que yo utilizo para agrupar las frecuencias es testando lo primero de todo si tengo que trabajar con colores visibles o si he de hacerlo con colores invisibles. Si a los invisibles me dice que NO, ya sé que tengo que testar cada uno de los colores invisibles. Y así lo hago. Los testo uno a uno:

- ¿Tengo que trabajar con color Rojo? - El péndulo responderá SÍ o NO
- ¿Infrarrojo? - El péndulo responderá SÍ o NO
- ¿Negro? - El péndulo responderá SÍ o NO
- ¿Verde negativo? - El péndulo responderá SÍ o NO
- ¿Blanco? - El péndulo responderá SÍ o NO
- ¿Ultravioleta? - El péndulo responderá SÍ o NO
- ¿Violeta? - El péndulo responderá SÍ o NO

En el primer color que me indique SÍ, me paro. Ya tenemos color con el que trabajar. Para ese color en concreto, supongamos que me ha dicho que trabaje con Blanco, testaré si trabajo con el campo magnético, si trabajo con el campo eléctrico o si trabajo con el campo ecuador. Definido ya el campo con el que vamos a trabajar, testaremos entonces si lo hacemos desde el primero, desde el segundo o desde el tercer nudo.

De éste modo, podremos testar de una manera sencilla desde que posición tenemos que trabajar con el PU. Si el péndulo hubiera dicho que teníamos que trabajar con los colores visibles, testaríamos uno a uno los colores visibles, y cuando tuviéramos ya uno elegido, testaremos el campo y el nudo. Aprovecho para recordar que elegir el punto de trabajo del PU lo podemos usar testando directamente con el PU desde la posición neutra (Verde positivo, tercer nudo y meridiano ecuador) o bien, podemos hacerlo utilizando cualquier otro péndulo.

Éste procedimiento lo repetiremos cada vez que trabajemos con el PU, a medida que se práctica se va integrando en ti y es cada vez más fácil encontrar la coordenada correcta para realizar el trabajo.

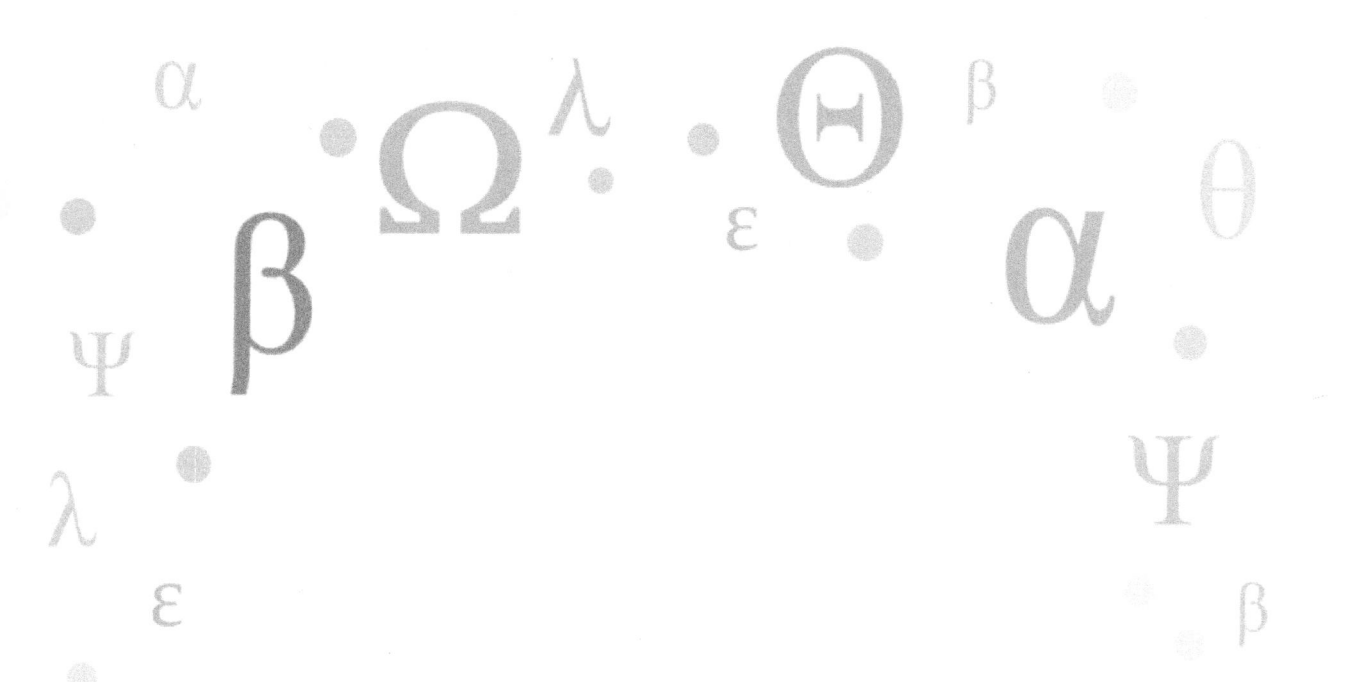

PREGUNTAS FRECUENTES

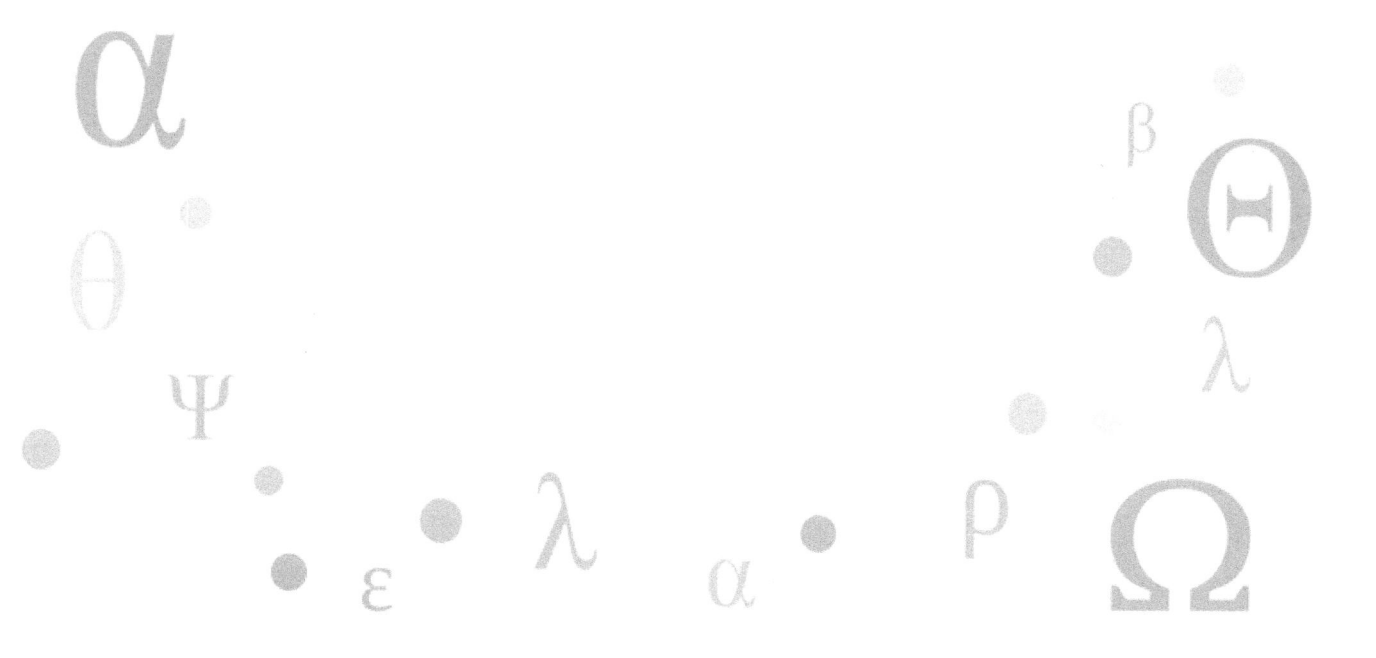

¿El código del péndulo cambia cuando cambio de péndulo?

El código depende siempre de quién está utilizando el péndulo. No varía con el péndulo que utilices. De esta manera, tú tienes tu propio código y utilizas siempre el mismo independientemente del tipo de péndulo que estés usando para testar.

Cada persona tiene su propio código.

¿Es importante meditar para ser radiestesista?

Para ser un buen radiestesista es imprescindible saber distinguir entre tu ruido mental y la información que nos llega de la Consciencia Infinita. La meditación es una muy buena forma de entrenar tu mente para poder acallar el ruido y quedarte únicamente con la información valida.

En mi caso concreto fui desarrollando está condición mediante la respiración consciente y conectada, también conocida como Rebirthing.

¿Cómo se que estoy trabajando correctamente con el PU?

Una duda bastante frecuente cuando se comienza a usar el PU es si lo estamos haciendo bien, es decir, si estamos trabajando desde el punto correcto del PU y estamos aplicando la energía en la zona adecuada del campo energético. La respuesta es muy simple, **siempre que estés trabajando con la frecuencia vibratoria adecuada para la intención que has puesto y coloques el péndulo en la zona correcta para el trabajo, el PU tendrá movimiento**. Dicho de otra manera, si al testar desde que color, meridiano y nudo tienes que trabajar, te equivocas y programas el péndulo en un punto incorrecto, el PU no se va a mover. Si en cambio, has realizado adecuadamente el testaje de la posición pero no acercas a la zona adecuada del cuerpo el PU, el péndulo tampoco se moverá. Si se te da alguno de estos dos casos, recomiendo que te pares, respires, bebas un poco de agua y vuelvas a intentarlo.

¿Es imprescindible tumbar a la persona que va a recibir el trabajo?

En cuanto a la posición de trabajo, no es necesario que la persona que recibe el trabajo esté tumbada, también puede estar sentada. Sí que recomiendo que no esté nunca de pie, porque a veces, el movimiento energético que el PU produce puede causar cierta sensación de mareo. Si esto ocurre es más seguro que la persona que está recibiendo el trabajo éste sentada o tumbada.

En cuanto al radiestesista que maneja el PU puede estar sentado o de pie. Suele ser más cómodo estar de pie para moverse más fácilmente cuando el PU te desplaza a varios metros de distancia para trabajar en los campos astrales de la persona. También se puede desarrollar el trabajo sentado.

En el caso concreto de los trabajos a distancia es mucho más cómodo realizarlo sentado.

¿Qué distancia hay entre nudos?

La distancia entre los nudos suele ser la distancia que ocupan cuatro dedos en horizontal.

¿Es lo mismo hablar de campo que de meridiano?

Sí. **En el caso del PU es lo mismo.** Lo llamamos meridianos porque dividen al péndulo esférico en partes iguales. Lo llamamos campos porque las vibraciones que se producen en esas líneas son de carácter energético y su radiación genera un campo.

¿Para trabajar los chacras traseros es necesario tumbar a la persona boca abajo?

No. Yo suelo trabajar con la persona boca arriba o sentada. Ya se ocupa la energía de dirigirse a la zona del cuerpo que tenga que ser trabajada. Busca siempre tu comodidad y la de la persona que reciba el trabajo. Eso es lo más importante.

¿Puedo trabajar con animales a distancia?

Si. Puedes hacerlo. Te recomiendo que para ello tengas una foto del animal y un diagnóstico claro de que trabajo hay que desarrollar con él.

Sobre la Autora

Elena Andreiñua de Santiago es Ingeniera Técnica Industrial, Renacedora (Rebirthing- Respiración Consciente y Conectada), **Radiestesista, Docente, Conferencista y Coach**. Sus constantes inquietudes y la somatización de una enfermedad a los 22 años la llevaron a comenzar su camino en el desarrollo personal y a formarse profesionalmente en el campo del Crecimiento Personal. Al conocer a su mentora en Radiestesia Mika Widmanska, pionera en aplicar la radiestesia al crecimiento personal, por fin unió sus dos pasiones: la física y el estudio de la energía con su aplicación al crecimiento personal y el autoconocimiento de uno mismo.

La base de su trabajo es la liberación emocional a través de la **respiración** y el manejo energético con técnicas como son la **Geometría Sagrada en 3D** y el trabajo con **Espejos, Terapia Floral** y por supuesto la **Radiestesia**. Estas formas de manejo energético aportan además de liberación, orden energético que se transforma en una mejora de la salud física y emocional.

Su mente analítica y estructurada fruto de la Ingeniería, la dotan de la capacidad de encontrar el origen de los problemas y poder así construir un camino simplificado para la reestructuración y el restablecimiento del orden en los procesos de acompañamiento que realiza con sus clientes.

Elena es una inspiración de fuerza y conocimiento para aquellos que desean construir **relaciones saludables, cambios o mejoras en su ámbito laboral o personal** y aprender las autenticas bases de la **autoestima**. Por sus vivencias y experiencias personales, sabe sumergirse con facilidad en la búsqueda y liberación del origen emocional de la dolencia física, transformando éstas en oportunidades de crecimiento y desarrollo para el individuo.

BIBLIOGRAFÍA

Manos que curan.
Barbara Ann Brennan. Editorial: Martínez Roca. (2008)

Maximízate: Diez caminos para lograr todo tu potencial.
Bob Mandel. Editorial: Intenso. (2006)

Maximízate en tu prosperidad.
Bob Mandel. Editorial: Intenso. (2009)

Muchas vidas, muchos maestros.
Brian Weiss. Editorial: Zeta Bolsillo. (1993)

Esencias florales para cada momento.
Dr. Santiago Rojas. Editorial: Planeta. (2012)

Esencias Florales: un camino……
Dr. Santiago Rojas. Editorial: Nestinar. (2007)

La armonía de las formas.
Dr. Santiago Rojas. Editorial: Planeta. (2011)

Terapia de Vidas Pasadas.
José Luis Cabouli. Editorial: Continente. (2008)

Manual Práctico de chacras.
Mika Widmanska. Editorial: Nestinar. (2011)

Péndulo Universal. Manual Práctico.
Mika Widmanska. Editorial: Nestinar. (2009)

Radiestesia. Manual Práctico.
Mika Widmanska. Editorial: Nestinar. (2010)

También YO SOY la estrella.
Mika Widmanska. Editorial: Nestinar. (2013)

Cambia tu futuro por las aperturas temporales. El doble.
Autores: Lucile y Jean P. Garnier. Editorial: Reconocerse. (2012)

El don de tu Alma.
Robert Schwartz. Editorial: Sirio. (2012)